MEAL PREP für Kinder

GESUNDE PAUSENBROTE, LUNCH- UND SNACKBOXEN VORBEREITEN

MEAL PREP für Kinder

ISBN-13: 978-1977729392

ISBN-10: 1977729398

HAPPY FIT FOOD VERLAG, VERONIKA PICHL, DIXENHAUSEN 25, 91177 THALMÄSSING
COVER UND INNENLAYOUT GESTALTUNG: CORINNA ARAUNER

BILD- UND REZEPTNACHWEIS:
COVER: FOTOLIA.COM – FLAFFY + LUNCHBOX-BILDER SIEHE NACHFOLGENDE AUFSTELLUNG

MIRIAM MATIN (REZEPT, ZUSAMMENSTELLUNG UND BILD) - LUNCHBOX MIT ...
BELEGTEM VOLLKORNTOAST, KAROTTENSTICKS UND FEIGE /GEMÜSEMUFFIN, CHERRYTOMATEN, BEEREN UND SCHOKOLADE / HUMMUS, KAROTTENSTICKS, KNÄCKE-ECKEN UND APFEL / KARTOFFELN, PAPRIKADIP, BABYBEL UND NEKTARINE /QUINOA-KIDNEY-BOHNEN-SALAT, TRAUBEN UND PAPRIKA / RÜHREI MIT PILZEN, CHERRYTOMATEN UND BANANE / SPIRALNUDELN, ERBSEN, PAPRIKA UND PFIRSICH /TOMATEN-KÄSE-SPIESSEN, STUDENTENFUTTER UND OBST / WASSERMELONENSALAT, DATTELN UND MANDELN / NUDELSALAT, NÜSSEN UND TRAUBEN

VANESSA FASCHINGBAUER #VANVANBLABLA – LUNCHBOX MIT...
MINI PANCAKES AM SPIESS, JOGHURT, OBST UND APFELMUS / BANANENBROT UND OBST / THUNFISCHVOLLKORNWRAPS, KAROTTEN-STICKS UND OBST /BELEGTEN VOLLKORNBAGEL, OBST UND COOKIE / PUZZLE-TOAST MIT WURST, KÄSE, COOKIES, HEIDELBEEREN-APFEL-MISCHUNG/ MIT KNÄCKEBROT, SAUERRAHM-JOGHURT-DIP, KAROTTENNUDELN UND TOMATEN / HEIDELBEER-BANANEN MUFFINS, GURKEN-KAROTTEN-STICKS, BEEREN UND BANANE /MOZZARELLA-WRAP, MANDARINE, APFELSTÜCKE, GURKENSTICKS UND TOMATEN / PIZZAWAFFELN UND BEEREN / VOLLKORN-WURSTBROT-SPIESSEN, GURKEN- UND KAROTTENSTICKS, TOMATEN UND APFEL /SÜSSEN WAFFELECKEN, JOGHURT, MANDELN, APFELSCHEIBEN UND ERDBEEREN /WURST- UND KÄSEFORMEN, KAROTTEN- UND BANANEN-STÜCKE, WEINTRAUBEN UND STUDENTENFUTTER

RONJA PFUHL, #MISS_GRUENKERN, WWW.FOODNPHOTO.DE – LUNCHBOX MIT...
FRISCHKÄSE-VOLLKORNBROT, BABYBEL, OBST UND GEMÜSE / GEFÜLLTEM WRAP, GEWÜRZGURKEN UND DUNKLEN BEEREN / KÄSE-GURKEN-SANDWICH-SPIESS, ENERGIEBÄLLCHEN, GEMÜSE UND OBST /GURKEN-WRAPS-RÖLLCHEN, GEMÜSE, APFEL UND KEKS / VOLLKORNBROT, HUMMUS, ENERGIEBÄLLCHEN, APFEL UND GEMÜSESTICKS /TOMATEN-MOZZARELLA-SPIESSE, KÄSE-WEINTRAUBEN-SPIESSE, CHERRYTOMATEN UND CHIA-PUDDING / FRÜHSTÜCKSMUFFINS, JOGHURT, OBST UND NÜSSE / WAFFELHAPPEN, MANGO-IGEL, BEEREN UND NÜSSE / SCHOKO-CRÊPES-RÖLLCHEN, OBST UND NÜSSE/ PANCAKES-SPIESSE, BEEREN- UND NUSS-MIX/ GURKEN, TOMATEN, VOLLKORNBROT, KÄSERÖLLCHEN UND TRAUBEN

ICONS LUNCHBOX: FOTOLIA.COM - ©AXSIMEN

Inhaltsverzeichnis

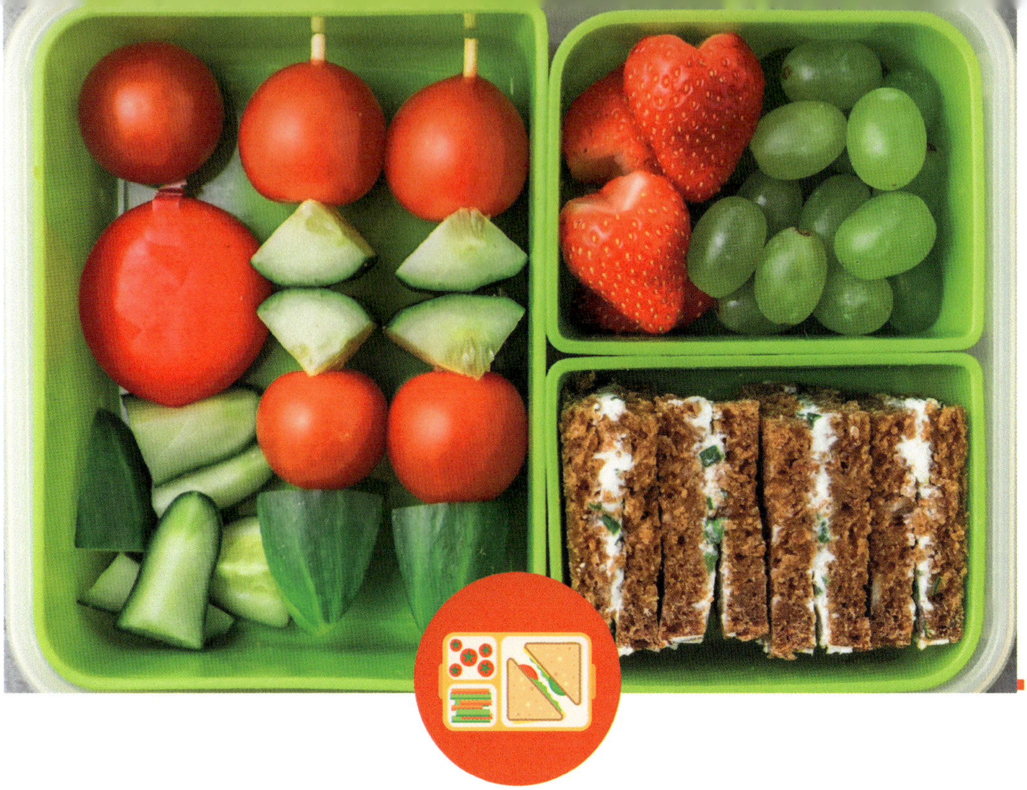

Meal Prep für Kinder: Leckere Lunchbox vorbereiten

Meal Prep ist in aller Munde. Aus den sozialen Netzwerken, Küchen und Lunchboxen vieler Erwachsener sind leckere, gesunde und selbst vorbereitete Mahlzeiten nicht mehr wegzudenken. Kein Wunder eigentlich. Schließlich hilft Meal Prep dabei, gesünder und frischer zu essen, spart Zeit und macht es zudem leicht, sich an einen bestimmten Ernährungsplan zu halten.

Doch wie sieht es eigentlich in der Lunch- oder Frühstücksbox unserer Kinder aus? Leider oft ziemlich karg. Ein schneller Snack vom Bäcker oder aus dem Schulkiosk sowie Kekse, Cracker oder andere ungesunde Snacks landen leider viel zu oft in der Schul- oder Kindergartentasche.

Dabei ist eine gesunde, ausgewogene Ernährung gerade für Kids besonders wichtig - und lässt sich mit unseren Lunchbox-Prep Ideen außerdem auch noch schnell, gesund und kindgerecht vorbereiten und mitnehmen.

Warum eine ausgewogene Ernährung so wichtig ist

Eine Brezel vom Bäcker, ein Pausenbrot mit Schokocreme oder vielleicht auch nur ein paar Kekse – klar, dass das kein so gesunder Pausensnack ist. Hin und wieder fällt die Wahl bei Eltern und Kindern in der alltäglichen Hektik aber dennoch auf diese ungesunden Brotdosen-Füller. Dabei sollte eine gesunde Schul- oder Kindergartenmahlzeit doch ganz anders aussehen. Und dafür gibt es sogar gleich mehrere gute Gründe.

Eine ausgewogene Ernährung mit vielen frischen Zutaten liefert Kids wertvolle Nährstoffe, die sie zum Wachsen und Gedeihen brauchen – das ist den meisten Eltern klar. Darüber hinaus beeinflussen sich jedoch auch kindliche Ernährung, Bewegungsverhalten und Stressbewältigungsfähigkeiten gegenseitig und lassen eine sinnvolle, gesunde Ernährung zu einem noch wichtigeren Baustein einer gesunden Entwicklung werden.

Stellt diese dem Kind alle wichtigen Nährstoffe, Vitamine und Mineralien zur Verfügung, liefert sie üblicherweise auch die nötige Energie, um täglich aktiv zu sein, zu spielen und zu lernen.

Je aktiver Kids dabei sind, desto mehr Nahrungsenergie wird umgesetzt – das macht sich dann durch einen gesunden Appetit, bei einer vollwertigen Ernährung aber gleichzeitig auch durch ein natürliches Sättigungsgefühl bemerkbar. So wird die tägliche Energieaufnahme des Kindes auf ganz natürliche Weise reguliert.

Ist die Ernährung des Kindes hingegen nährstoffarm oder zu energiereich, gerät dieser natürliche Regelungs-Mechanismus ins Ungleichgewicht.

Oft sind Heißhunger aufgrund mangelnder Nährstoffversorgung und eine damit verbundene zu hohe Energieaufnahme die Folge, die auf Dauer zu Übergewicht, weniger Interesse an Aktivität und Bewegung sowie zu einem gesteigerten Stressempfinden führt.

Ähnliches gilt auch bei einer zu einseitigen Ernährung mit zu geringer Nährstoffzufuhr. Auch diese macht Kinder stressanfälliger und fördert Heißhunger und somit die Aufnahme von zu viel Nahrungsenergie (besonders oft in Form von Süßigkeiten).

Auf lange Sicht gesehen kann eine unausgewogene Ernährung im Kindesalter außerdem nicht nur zu Gewichtsproblemen, sondern auch zu einem gesteigerten Stressempfinden führen. In der Folge fühlt sich das Kind in bestimmten Situationen schneller belastet oder den Anforderungen nicht gewachsen. Das kann beim Spielen oder Streiten mit Gleichaltrigen, genauso gut aber auch beim Lernen und Konzentrieren in der Schule der Fall sein.

Oft löst ein gesteigertes Stressempfinden so nicht nur Lern-Frust und Motivationsmangel aus. Von Kind zu Kind unterschiedlich, macht sich das zu hohe Stressniveau oft auch durch Appetitverlust oder in anderen Fällen durch Überaktivität oder Trägheit bemerkbar. In allen Fällen gilt jedoch: Führt man sich einmal vor Augen, auf welche Weise eine gesunde Ernährung, Aktivität und Stressempfinden unsere Kinder beeinflussen, wird schnell klar, welche positiven Effekte eine gesunde, ausgewogene und nährstoffreiche Ernährung haben kann. Gleichzeitig fällt aber auch auf, dass eine einseitige oder zu nährstoffarme Ernährungsweise der Kindesentwicklung schaden kann.

Gesunde Kinderernährung – was dabei nicht fehlen darf

Bereits ab einem Alter von etwa einem Jahr können Kinder an den normalen Familienmahlzeiten teilnehmen. Genau wie für den Rest der Familie auch, sollte eine ausgewogene und abwechslungsreiche Ernährung dabei schon für die Kleinsten im Vordergrund stehen.

Klar, aufwändige Rezepte oder Kalorienzählen sind hierbei nicht notwendig. Ausreichend ist es, auf eine ausgewogene, vielseitige Kost zu achten, die Kids alles das gibt, was sie zum Wachsen, Lernen und Spielen brauchen. Ebenfalls überflüssig sind übrigens auch Fertigprodukte oder sogenannte Kinderlebensmittel, diese enthalten meist große Mengen an Zucker oder künstlichen Geschmacksverstärkern. Es reicht vielmehr vollkommen aus, einige einfache Ernährungsgrundregeln zu beachten:

- Ausreichend trinken: Genau wie Erwachsene auch müssen Kinder ausreichend trinken. Am gesündesten sind dabei Wasser oder andere ungesüßte Getränke (z.B. zuckerfreier Tee).
- Frisch und pflanzlich: Viel frisches Gemüse, Obst sowie Vollkorn-Getreide und Getreideprodukte sollten täglich auf dem Speiseplan stehen und liefern wertvolle Vitamine, Mineralien, Ballaststoffe und machen außerdem lange satt.
- Wertvolle Proteinspender: Fleisch, Fisch, Eier und Milchprodukte (z.B. Joghurt, Käse oder Quark) enthalten wertvolle Proteine. Proteine sind der Stoff, aus dem all unsere Körpersubstanz gemacht ist und unterstützen darum selbstverständlich auch das kindliche Wachstum. Entsprechend sollten proteinreiche Lebensmittel jede Mahlzeit ergänzen.
- Zucker sinnvoll dosiert: Süßigkeiten, Snacks und Fertiggerichte enthalten besonders viel Zucker. Zucker ist bekanntermaßen jedoch nicht nur schlecht für die Zähne, sondern liefert auch (zu viel) Energie, macht Kinder oft unruhig, unkonzentriert und fördert außerdem Heißhunger auf noch mehr Süßes.

Praxis statt Theorie: Was kommt in die Lunchbox?

Schnell, lecker und gesund soll es sein – doch wie sieht das ideale Pausenbrot oder die perfekte Lunchbox für Kinder nun aus?

Ganz klar: Pausenbrot und Lunchbox sollen gesund sein, gleichzeitig aber auch Energie für einen längeren Zeitraum liefern, sättigen und auch noch schmecken. Selbstverständlich soll sich die Schul- oder Kindergartenmahlzeit außerdem auch unkompliziert transportieren lassen und Appetit machen.

Ideal als leckerer Sattmacher für die Lunchbox geeignet ist dabei das gute alte Pausenbrot. Idealerweise aus Vollkornbrot bestehend, hält es besonders lange satt und liefert ausreichend Energie für den Tag. Weniger gut geeignet sind hingegen Weißbrot oder Toast. Zwar liefert auch aus weißen Mehlsorten gebackenes Brot Energie. Allerdings enthalten diese Brotsorten kaum Ballaststoffe und lassen außerdem schon nach kurzer Zeit erneut ein Hungergefühl aufkommen. Insbesondere liegt das daran, dass die einfachen Kohlenhydrate weißer Mehlsorten den Blutzuckerspiegel rasant ansteigen aber auch schneller wieder absinken lassen. Das macht Kinder schnell unruhig und unkonzentriert

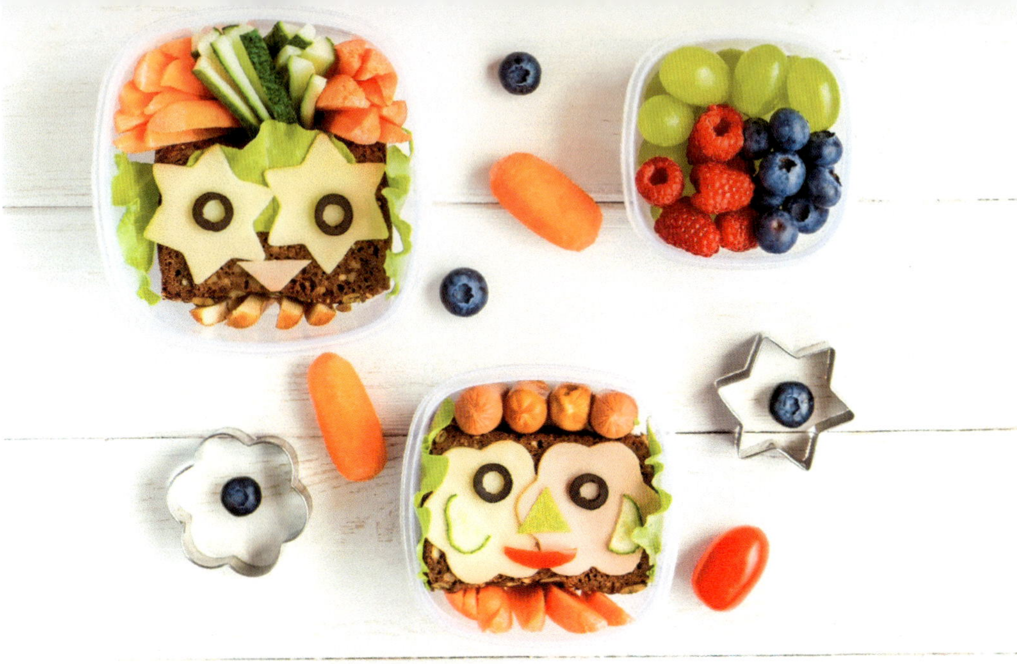

und gerade in der Schule ist das natürlich wenig hilfreich. Falls es doch auch mal Weißbrot oder Toast sein soll, dann versuchen Sie einfach mit viel Gemüse und noch einer guten Proteinquelle (wie Käse oder Ei) eine ausgewogene Mahlzeit zusammenzustellen.

Und was kommt auf das Pausenbrot?

An den Grundsätzen einer gesunden Kinderernährung orientiert, gehören neben den komplexen, z.B. durch Vollkornbrot oder andere Vollkornprodukte gelieferten Kohlenhydraten, auch Obst, Gemüse und eine gesunde Proteinquelle in die Lunchbox bzw. Pausenbrotdose.

Dabei besonders gut als gesunde Proteinquelle geeignet: Frischkäse, Joghurt, Käse, andere Milchprodukte oder auch Hühnchen- oder Putenfleisch. Wer sich dabei für Frischkäse oder Kräuterquark entscheidet, schlägt beim Vorbereiten des Pausenbrotes übrigens gleich zwei Fliegen mit einer Klappe. Schließlich eignet sich Frischkäse – ganz gleich, ob cremig oder körnig – ganz hervorragend, um noch weitere gesunde Extras, wie Salatblätter oder knackige Gemüsescheiben auf dem Brot „festzuhalten". Ganz nebenbei liefern Frischkäse und seine Milchprodukt-Kollegen außerdem auch jede Menge Kalzium, das für den Knochenaufbau besonders wichtig ist.

Gerade für größere Kinder darf es statt des klassischen Pausenbrots aber auch einmal eine Lunchbox wie bei den Großen sein. Auch hier sollte jedoch auf eine gesunde Balance aus komplexen Kohlenhydraten, Proteinen sowie Obst und Gemüse geachtet werden, um eine ausgewogene Lunchbox-Mahlzeit zusammenzustellen. Das klappt beispielsweise mit einer Zusammenstellung aus einer kleinen Tüte Trinkmilch oder einem anderen Milchprodukt, einer kleinen Schale Naturjoghurt mit Obst (ohne Zuckerzusatz) und etwas Kräuterquark zum Dippen für Gemüsesticks und Vollkorncracker.

Verzichten sollte man hingegen besser auf Süßes wie Nutella, Marmelade, Schokoriegel und Co. Wie schon erwähnt, lassen diese den Blutzucker- und Insulinspiegel rasant ansteigen und auch wieder sinken. Das zieht meist Heißhungerattacken nach sich und lässt außerdem die Konzentration leiden.

Selbstverständlich sind der Kreativität bei der Lunchbox-Zusammenstellung jedoch keine Grenzen gesetzt und auch ein süßer oder „weniger gesunder" Snack hin und wieder ist erlaubt. Sofern Schokokeks, Waffel oder Marmeladenbrot in der Lunchbox landen, sollte allerdings darauf geachtet werden, den weniger gesunden Snack mit etwas frischem Obst oder Gemüse wieder „wett zu machen". Schließlich gilt auch bei der Lunchbox-Zusammenstellung: die Mischung macht's!

Gesundes kindgerecht verpackt

Kindern Gesundes schmackhaft machen – das kann für Eltern eine undankbare Aufgabe sein. Muss es aber nicht!

Klar, vielen süßen Verlockungen, gezuckerter Fertig-„Kindergerichte" und andere Lifestyle-Produkte aus dem Kühlregal machen es gerade für Kids schwer, ihnen zu wiederstehen. Allerdings kann auch ein selbst zubereitetes Pausenbrot oder eine gesunde Lunchbox schmackhaft und gleichzeitig genauso bunt und einladend sein, wie süße Fertig-Versuchungen.

Hier ein paar Tipps:

Kunstschnitzerei

Selbst Pausenbrotverweigerer greifen gerne zu, wenn sich die gesunde Mahlzeit mal in ganz neuer Form präsentiert. So lässt sich ein gesund belegtes Pausenbrot beispielsweise in mundgerechte Dreiecke schneiden oder mit in Kreis-, Herz- oder Tierform ausgestochenen Käse-, Wurst- oder Gemüsescheiben verzieren.

Übrigens: Obst, Gemüse oder Käse lassen sich auch mit einem Spiralschneider oder Sparschäler in Form bringen. Und lustige bunte Gemüse- oder Käsespaghetti kommen bei vielen Kids richtig gut an – und ersetzen teure Lifestyle-Fertigprodukte.

Obstkunstwerk

Obst und Gemüse zählen bei manchen Kindern nicht zu den Snack-Favoriten. Das sieht aber schnell anders aus, wenn sie sich plötzlich in ganz neuem Gewand präsentieren: Karotten lassen sich beispielsweise leicht seitlich einritzen und mit zwei Ohren aus Karotten- oder Radieschenscheiben versehen. In Äpfel oder anderes festes Obst lässt sich hingegen ein lustiges Smiley-Gesicht schneiden.

Aufgespießt

Bunte, farbenfrohe Spieße sind für viele Kinder ein echtes Lunchbox-Highlight und lassen selbst gesunde Lebensmittel richtig gut ankommen. Dabei lassen sich Obst, Gemüse und Käsestückchen genauso gut aufspießen, wie Kirschtomaten oder zurechtgeschnittene Mini-Sandwiches.

Zum Aufspießen lassen sich dabei Schaschlikspieße oder Zahnstocher gut verwenden (je nach Alter des Kindes wegen Verletzungsgefahr).

Clever vorbereitet: Lunchbox Prep für Kids

Obwohl viele Eltern wissen, wie eine gesunde Schulmahlzeit aussehen und woraus sie bestehen sollte, ist es im Alltag oft gar nicht so einfach, dieses Wissen auch in die Tat umzusetzen. Schließlich geht es am Morgen oft hektisch zu, während Eltern am Abend wiederum genug mit der Zubereiten des Abendessens für die ganze Familie zu tun haben – oder einfach auch einmal müde sind.

Da kommt eine gesunde Lunchbox oder Brotdose für den Nachwuchs leider manchmal zu kurz und scheitert entweder an der fehlenden Zeit am Morgen oder daran, dass die richtigen Zutaten einfach nicht im Haus sind.

Doch das muss nicht sein. Mit etwas Planung und Vorbereitung lässt sich der Griff zum ungesunden Pausensnack nämlich ganz leicht vermeiden. Schließlich können leckere, gesunde Lunchboxen, die auch Kindern schmecken, genauso schnell vorbereitet und eingepackt werden, wie auch Meal Prep-Mahlzeiten für Erwachsene!

Wer Schulmahlzeiten im Voraus plant, spart so nicht nur Zeit und Geld, sondern schafft es auch ganz problemlos, Kindern täglich eine ausgewogene, leckere Schulmahlzeit einzupacken – und das ganz ohne Stress und Zeitdruck am Morgen. Alles, was es dazu braucht, sind diese vier einfachen Schritte:

1. Clever geplant

Jeden Tag mit einer neuen, leckeren und kindgerechten Lunchbox-Idee daherzukommen ist gar nicht so einfach. Das gilt insbesondere dann, wenn Lunchboxen gleich für mehrere Kinder oder am Morgen unter Zeitdruck zusammengestellt werden sollen. Das ein oder andere Mal mag die Lunchbox-Improvisation zwar funktionieren, an anderen Tagen ist es jedoch einfacher, zu ein paar Keksen oder einem schnellen Snack vom Bäcker zu greifen.

Um das in Zukunft zu vermeiden und gleichzeitig auch noch Zeit und Geld zu sparen, gibt es eine einfache Lösung: den Lunchbox-Inhalt einfach für die kommende Woche im Voraus planen und eine Liste erstellen.

Wie schon gesehen, sollte bei der Zusammenstellung des Lunchbox-Inhalts immer auf eine ausgewogene Mischung aus möglichst komplexen Kohlenhydraten, Proteinen, Obst, Gemüse und Milchprodukten geachtet werden. Selbstverständlich dürfen Zutaten, die Kids besonders gut schmecken, auch an mehreren Tagen in die Box kommen. Neben einer ausgewogenen Nährstoffzusammenstellung muss die Lunchbox ja schließlich in erster Linie eines können: gut schmecken!

Besonders gut für die Zusammenstellung einer individuellen, gesunden Lunchbox sind dabei diese Zutaten geeignet:

Proteinreiche Lebensmittel

Hummus oder Kräuterquark als Dip für Gemüse
Käsewürfel oder Käsesticks
Hartgekochte Eier
Joghurt oder Quark (mit frischen Früchten)
Trinkmilch
Erdnuss- oder andere Nussbutter

Gemüse
Kleingeschnittene Paprika
Gurkenscheiben
Cherry-Tomaten
Karottenstifte
Kohlrabistifte

Obst
Apfelstücke
Weintrauben (ohne Kerne)
Orangenscheiben
Beeren
Bananen
Pfirsiche oder Nektarinen

Kohlenhydratreiche Lebensmittel
Vollkornbrötchen
Vollkorntortilla
Vollkorncracker

2. Sinnvoll einkaufen

Steht erst einmal fest, was in die Lunchbox kommen soll, lässt sich anhand der geplanten Mahlzeiten leicht eine Einkaufsliste erstellen. Wer auch die übrigen Familienmahlzeiten im Voraus plant und einzelne Gerichte aufeinander abstimmt, kann hierdurch sogar noch mehr Vorbereitungszeit und Geld sparen.

Angenehmer Nebeneffekt: Wenn nur noch das im Einkaufswagen landet, was auch wirklich gegessen werden soll, müssen weniger Lebensmittel weggeworfen werden. Auch auf die Dauer kostspielige Spontankäufe lassen sich so vermeiden.

3. Lunchboxen vorbereiten

Viele Lunchbox-Zutaten lassen sich gut vorbereiten bzw. schon vorab in wiederverwendbare Dosen verpacken. Wer zur Vorbereitung von Mittag- oder Abendessen für die ganze Familie auf Meal-Prep setzt, kann auch die Lunchboxvorbereitung hiermit kombinieren. Doch auch dann, wenn nur Lunchboxen für Schule oder Kindergarten vorbereitet werden, sollten sich Eltern hierfür einen Tag aussuchen, an dem etwas mehr Zeit zur Verfügung steht.

Bei vielen Familien besonders beliebt: Der Meal-Prep-Sonntag. Ganz ohne Stress und Hektik können hier auch schon kleinere Kinder dabei helfen, kleingeschnittenes Obst und Gemüse, vorbereitete Dips oder selbstgemachten Fruchtjoghurt in wiederverwendbare Gefäße zu portioniieren.

Die vorbereiteten Lunchbox-Zutaten können dann im Kühlschrank aufbewahrt werden und müssen am Morgen oder am Vorabend nur noch schnell eingepackt werden – und das dauert höchstens 3 Minuten!

Übrigens: Auch selbstgemachte Leckereien wie Vollkorn- oder Bananenbrot müssen in der Lunchbox nicht fehlen! Klar, dass kaum jemand die Zeit dazu hat, diese am Morgen frisch zuzubereiten. Allerdings lassen sich auch selbstgebackene Snacks leicht am Meal-Prep-Sonntag vorbereiten und im Kühlschrank aufbewahren oder im Gefrierfach einfrieren. Sollen die selbstgemachten Snacks dann zum Einsatz kommen, werden sie einfach am Vorabend aus dem Gefrierfach genommen und können am nächsten Morgen in die Lunchbox wandern.

4. Einpacken und fertig!

Um Hektik und Stress am Morgen zu vermeiden, empfiehlt es sich, die bereits vorbereiteten und portionierten Lunchbox-Zutaten schon am Vorabend zusammenzustellen und einzupacken. Selbstverständlich dürfen Kids hierbei tatkräftig mithelfen – und das nicht zuletzt darum, weil eine selbst gepackte Lunchbox gleich nochmal so gut schmeckt.

Übrigens: Auch Reste vom Mittag- oder Abendessen des Vortags lassen sich meist gut in eine leckere Lunchbox-Zutat verwandeln. Besonders gut klappt das mit frischem Gemüse, Hühnchen, Nudel- oder Quinoasalat oder anderen Gerichten, die auch kalt gut schmecken.

Weitere Informationen zu empfehlenswerten Lunchboxen, Rezepten und kostenlose Meal Prep Wochenplan-Vorlagen finden Sie unter **www.gomealprep.de.**

Wir empfehlen das deutsche MEAL PREP Standardwerk:
Meal Prep – Gesunde Mahlzeiten vorbereiten, mitnehmen und Zeit sparen: Über 70 Rezepte und 10 Wochenpläne
ISBN: 978-3742303530, riva Verlag

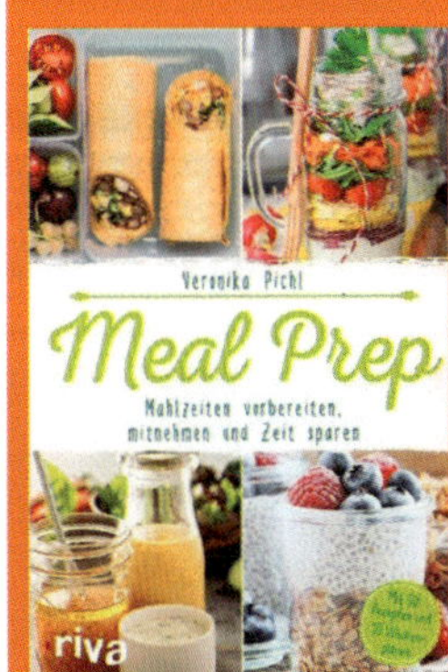

Erhältlich als Buch und E-book, auch im Buchhandel vor Ort!

Empfohlen von **sueddeutsche.de** und **Cooking (AT).**

Lunchbox-Idee 1: Frühstücksmuffins, Joghurt, Obst und Nüsse

Lunchbox-Idee 2: Gurkensticks, Tomaten, Vollkornbrot, Käseröllchen und Trauben

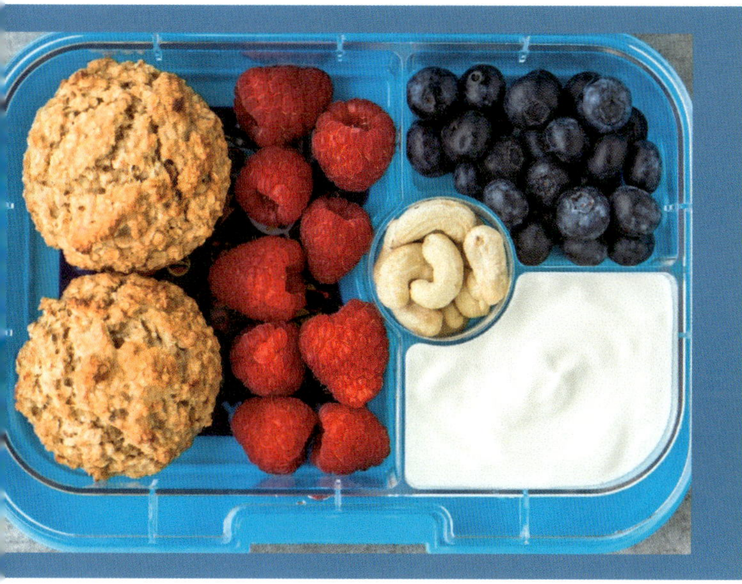

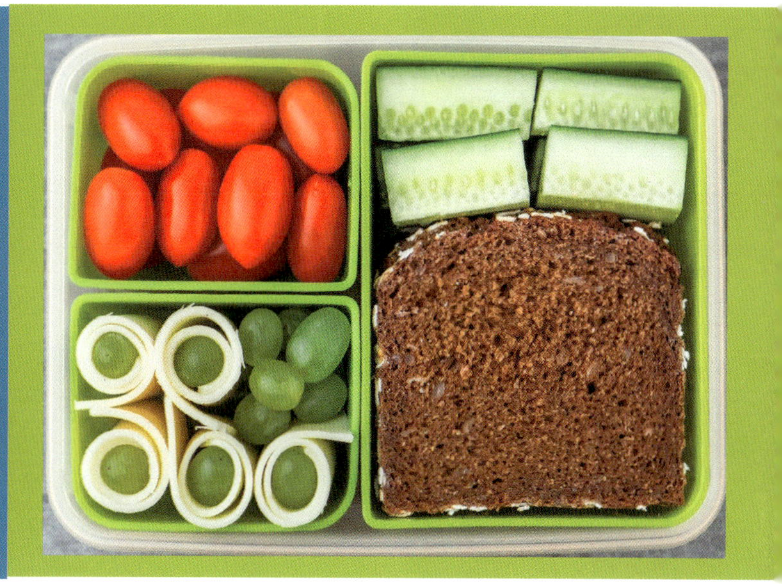

Das ist drin:

2 Frühstücks-Muffins
1 kleiner Becher Naturjoghurt (125 g)
Himbeeren, Blaubeeren
Cashewnüsse

Frühstücksmuffins

Zutaten für 3 Stück:
½ reife Banane
70 ml Mandelmilch
20 g Dinkelvollkornmehl
½ Teelöffel Essig
1 Teelöffel Backpulver
60 g feine Haferflocken
½ EL Agavendicksaft

Zubereitung:
1. Backofen auf 175°C Umluft vorheizen.
2. Banane mit einer Gabel zermatschen und mit den restlichen flüssigen Zutaten vermengen.
3. Anschließend die trockenen Zutaten hinzufügen und 15 Min. ruhen lassen.
4. Teig in 3 Muffinförmchen aus Silikon verteilen.
5. Im Ofen für ca. 15 Minuten backen.

Tipp: Die Muffins lassen sich in größerer Menge gut auf Vorrat herstellen und können im Kühlschrank für 3-4 Tage aufbewahrt werden.

Das ist drin:

2 Scheiben Vollkornbrot
2 Scheiben Schinken
2 Scheiben Käse
1 Stück Gurke
1 Handvoll Datteltomaten
15 Weintrauben

Zubereitungstipps für diese Box:

1. Brot mit Schinken (Wurst, kalter Braten) belegen.
2. Die Käsescheiben in Streifen schneiden und um Weintrauben wickeln.
3. Gurken in handliche Stücke schneiden.

Lunchbox-Idee 3:
Käse-Gurken-Sandwich-Spieß, Energiebällchen, Gemüse und Obst

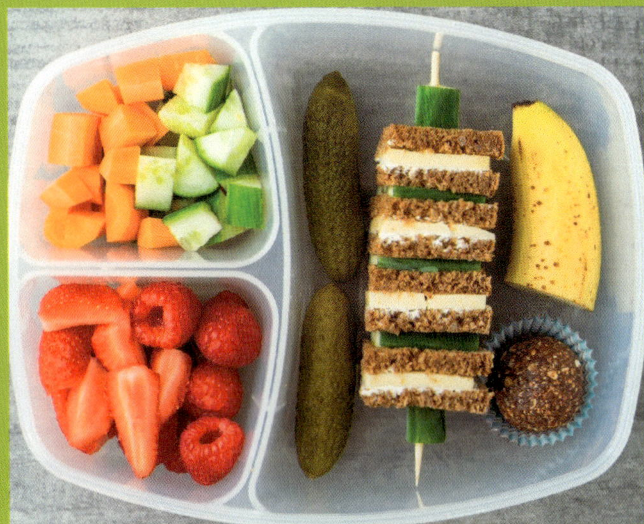

Das ist drin:

1 Käse-Gurken-Sandwich-Spieß
2 kleine Gewürzgurken
1 Stück Banane
1 Energiebällchen
Himbeeren und Erdbeeren
Gurken- und Karottenwürfel

Käse-Gurken-Sandwich-Spieß

Zutaten für 1 Spieß:

2 Scheiben Vollkornbrot
1 EL Frischkäse
ca. 2 dicke Scheiben Gouda vom Stück
etwas Gurke

Zubereitung:

1. Eine Scheibe Brot mit dem Frischkäse bestreichen, mit Gouda belegen und mit der zweiten Scheibe Brot bedecken.
2. Das Sandwich vierteln und abwechselnd mit Gurke auf einen Spieß stecken.

Energiebällchen

Zutaten für ca. 10 Stück:

100 g Datteln
70 g Cashewnüsse
25 g Cashewmus
10 g Kakao
15 g Agavendicksaft
20 g (Pflanzen-)Milch
50 g Haferflocken

Zubereitung:

1. Alle Zutaten in den Mixer geben und solange mixen, bis eine formbare Masse entsteht.
2. Ca. 10 Kugeln daraus formen und kühl stellen.

Tipp: Die Kugeln können im Kühlschrank für 5-7 Tage aufbewahrt werden.

Lunchbox-Idee 4: Vollkornbrot, Hummus, Energiebällchen, Apfel und Gemüsesticks

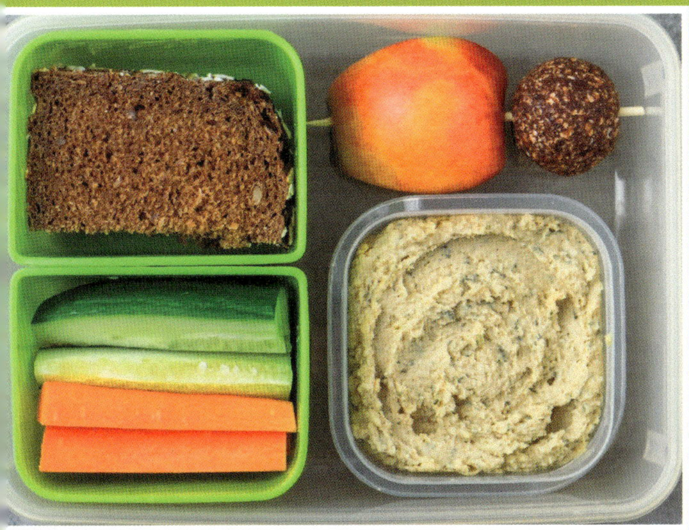

Das ist drin:

1 Scheibe Vollkornbrot
150 g Hummus (Rezepidee 6)
1 Stück Gurke und 1 Karotte in Sticks geschnitten
1 Energiebällchen (Rezept)
1 Stück Apfel

Lunchbox-Idee 5: Frischkäse-Vollkornbrot, Babybel, Obst und Gemüse

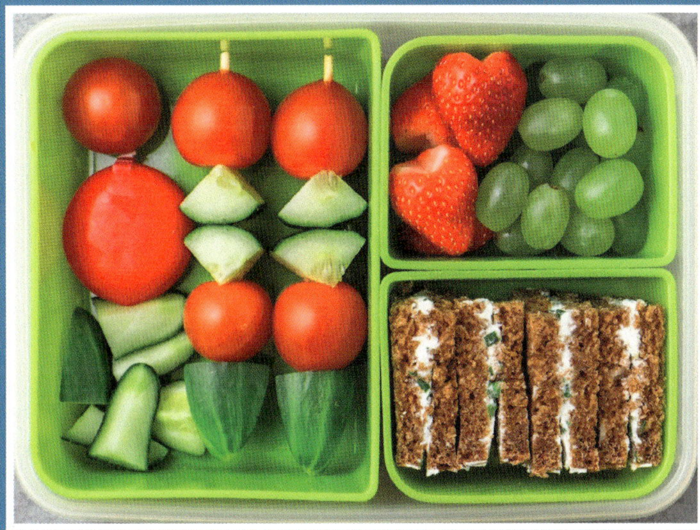

Das ist drin:

2 Scheiben Vollkornbrot bestrichen mit ca. 2 EL Frischkäse, 1 EL Schnittlauch
1 Babybel (Käse)
2 Spieße mit kleinen Tomaten und Gurkenstückchen
Erdbeeren und Trauben

Zubereitungstipps für diese Box:

1. Die Vollkornbrotscheiben mit Frischkäse in 4 Viertel schneiden und hochkant in die Box einschichten.
2. Die Gurken in Stücke schneiden und 2 Spieße mit Tomaten und Gurken aufstecken.
3. Den Strunk der Erdbeeren ausschneiden und diese dabei gleich in Herzform bringen.

Lunchbox-Idee 6:
Gefüllter Wrap, Gewürzgurken und dunkle Beeren

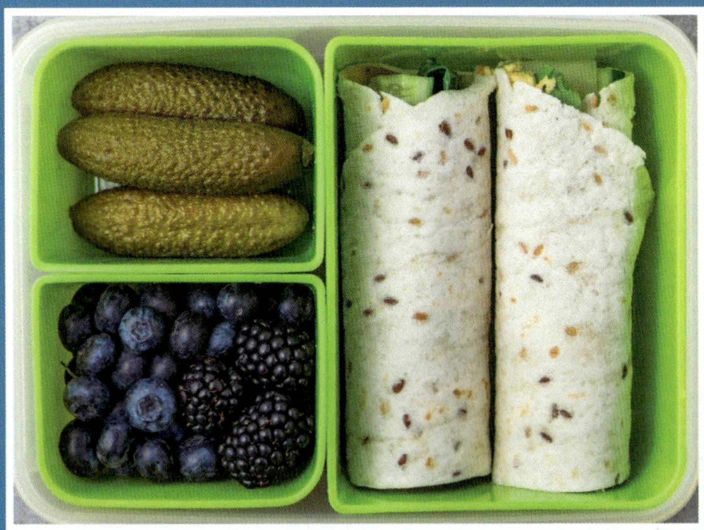

Das ist drin:

1 gefüllter Wrap mit Hummus
3 Gewürzgurken
dunkle Beeren gemischt: Heidel- und Brombeeren

Gefüllter Wrap mit Hummus

Zutaten für 1 Wrap:

1 EL Hummus
1 Stück Gurke in dünne Scheiben geschnitten
wenige Blätter Salat
1 Scheibe Käse

Zubereitung:

Wrap mit Hummus bestreichen, mit Gurkenstreifen, Salat und Käse belegen und zum Schluss einrollen und halbieren.

Hummus

Zutaten für ca. 400 g:

250 g Kichererbsen aus der Dose/Glas (Abtropfgewicht)
4 EL Olivenöl
1 ½ EL Tahini
1 EL Limettensaft
2 Knoblauchzehen
Gewürze: Petersilie, Kreuzkümmel, Koriander (Abschmecken!)

Zubereitung:

1. Die Kichererbsen abtropfen lassen, Flüssigkeit auffangen. Kichererbsen zusammen mit den restlichen Zutaten mixen bis eine cremige Konsis tenz entsteht.
2. Falls das Hummus zu fest ist, etwas Kichererbsenflüssigkeit dazu geben.

Tipp: Hummus ist ideal zum Dippen von Gemüse und lässt sich 3-4 Tage im Kühlschrank lagern.

Lunchbox-Idee 7:
Tomaten-Mozzarella-Spieße, Käse-Weintrauben-Spieße, Cherrytomaten und Chia-Pudding

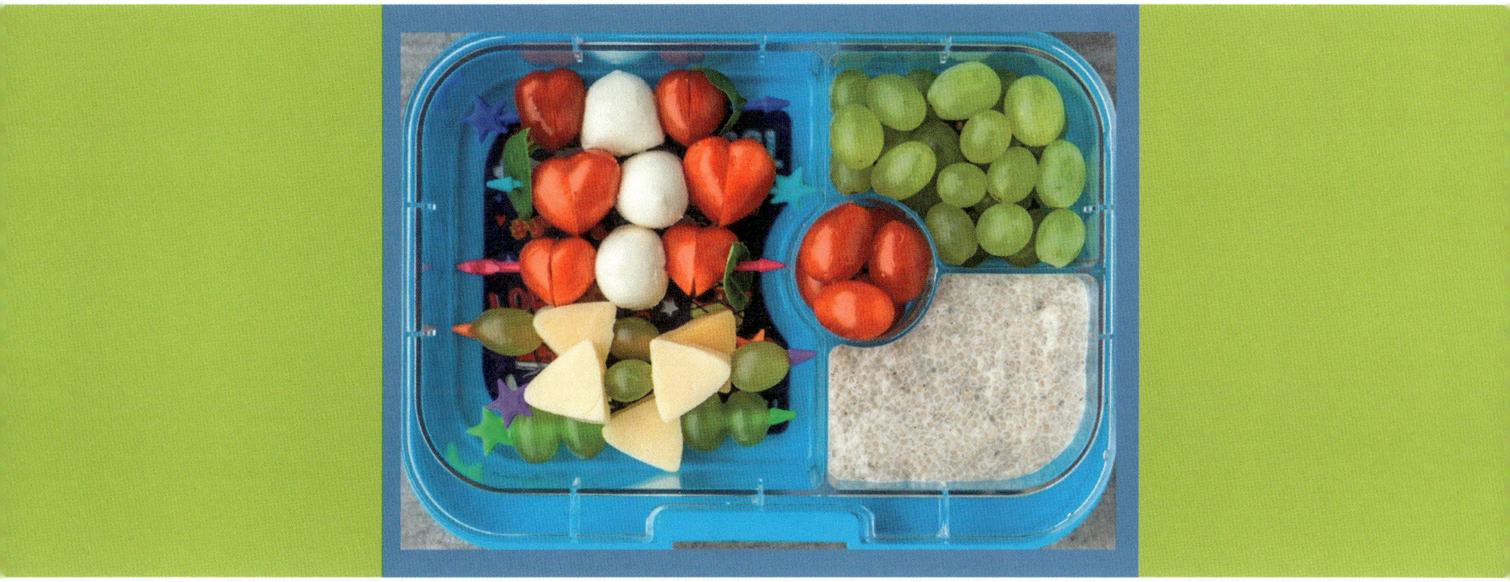

Das ist drin:

1 Portion Chia-Pudding
3 Tomate-Mozzarella-Spieße
3 Gouda-Trauben-Spieße
Trauben und Datteltomaten

Chia-Pudding

Zutaten für 1 Portion:
15 g Chia-Samen
75 ml Milch oder Milchalternative wie
z.B. Mandelmilch
1 TL Agavendicksaft
1 Prise gemahlene Vanille

Zubereitung:
1. Alle Zutaten gut verrühren. Die ersten 15 Min. noch einmal gut umrühren, damit die Samen sich nicht auf dem Boden absetzen.
2. Anschließend mindestens 2 Stunden oder über Nacht quellen lassen.

Tomate-Mozzarella-Spieße

Zutaten für ca. 3 Spieße
6 Datteltomaten
3 Mozzarella Kugeln
3 Blätter Basilikum

Zubereitung:
1. Die Datteltomaten diagonal halbieren und je eine der Hälften umdrehen.
2. Mit den aufgeschnittenen Seiten aneinander auf den Spieß schieben, sodass ein Tomaten-Herz entsteht.
3. Abwechselnd mit dem Mozzarella aufspießen und zum Schluss mit einem Blatt Basilikum beenden.

Trauben-Gouda-Spieße

Zutaten für ca. 3 Spieße:
ca. 8 Trauben
5 Stücke Gouda, ausgestochen mit einem Plätzchenausstecher (z.B. Pfeilform).

Zubereitung:
1.Trauben und Goudastückchen abwechselnd auf kleine Spieße schieben.

Lunchbox-Idee 8: Schoko-Crêpes-Röllchen, Obst und Nüsse

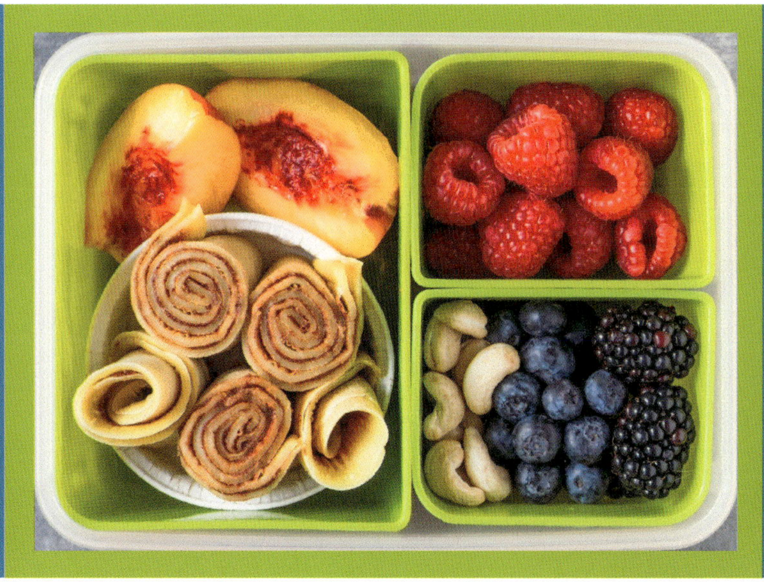

Das ist drin:

5 kleine Crêpes-Röllchen
½ Nektarine
Himbeeren, Blau- und Brombeeren
Cashewnüsse

Rezept Schoko-Crêpes-Röllchen

Haselnuss-Schokoladen-Creme

Zutaten für 1 kleines Glas:
50 g Datteln
50 g Haselnüsse
10 g Backkakao
20 g Agavendicksaft
30 ml (Nuss-)Milch

Zubereitung:
Alle Zutaten in den Mixer geben und mixen bis eine dicke Creme entstanden ist. Das dauert einige Minuten, ggf. noch mehr Flüssigkeit hinzufügen.

Crêpes

Zutaten für ca. 5 kleine Crêpes:
1 Ei
100 g Dinkelmehl
200 g Milch
1 Prise Salz

Zubereitung:
1. Zutaten glatt rühren, anschließend in einer großen beschichteten Pfanne 4 große Crêpes ausbacken.
2. Zwei der Crêpes mit der Creme bestreichen, mit einem weiteren Crêpe belegen und diesen eben falls mit Creme bestreichen.
3. Jeweils eng zusammenrollen und anschließend in ca. 5 gleichgroße Stücke schneiden.

Lunchbox-Idee 9: Puzzle-Toast mit Wurst, Käse, Cookies, Heidelbeeren-Apfel-Mischung

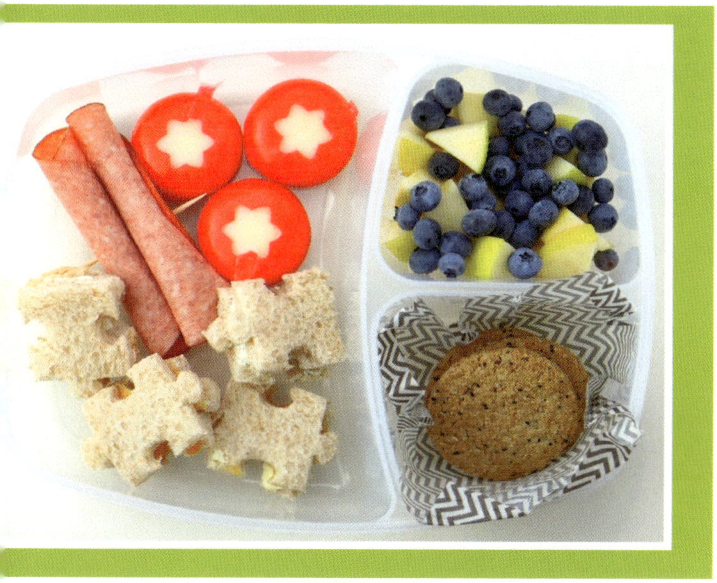

Das ist drin:

Belegter Dinkeltoast mit Puzzleausstecher in Form gebracht
3 Babybel (Käse)
Heidelbeeren gemischt mit Apfelstücken
3 Chia-Hafer-Kekse (z.B. Birkengold, ohne Zuckerzusatz)

Zubereitungsidee Puzzle Toast:

1. 1 Scheibe Dinkeltoast mit Butter oder Frischkäse bestreichen und eine weitere Scheibe Dinkeltoast auflegen. Mit einer Puzzle-Ausstechform zu Puzzle-Teilen formen.
2. Wurstscheiben zusammenrollen und mit einem Zahnstocher aufstecken.
3. Mit einem Plätzchenausstecher Sterne aus der Babybel-Hülle stechen.

Tipp: Über die Apfelstücke 1 TL Zitronensaft geben und durchmischen, damit sie nicht braun werden.
Kühlschrank für 3-4 Tage aufbewahrt werden.

Lunchbox-Idee 10: Waffelhappen, Mango-Igel, Beeren und Nüsse

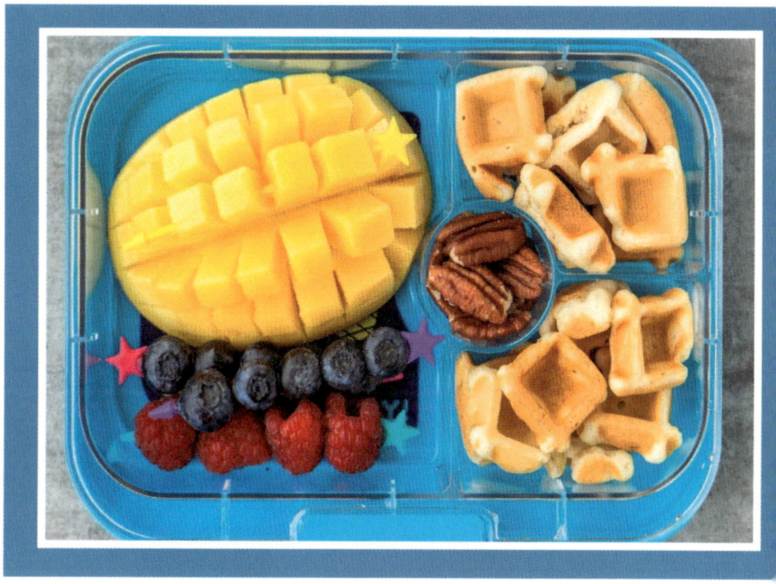

Das ist drin:

1 halbe Mango
1 Paar Beeren
1 Paar Pecannüsse

Waffelhappen

Zutaten für ca. 16 Waffelhappen:

1 halbe reife Banane
45 ml Milch
7 g Öl
50 g Dinkelmehl
Je ½ TL Essig und Backpulver

Zubereitung:

1. Banane, Milch und Öl pürieren bis eine homogene Masse entstanden ist.
2. Mehl unterrühren.
3. Essig und Backpulver in einem separaten Gefäß vermischen und kurz reagieren lassen, anschließend unter den Teig rühren.
4. Teig 15 Minuten ruhen lassen. In einem Waffeleisen für belgische Waffeln den Teig auf jede zweite Erhebung geben und backen bis der Teig goldbraun ist. Alternativ kleine Kleckse in einem rundem Waffeleisen verteilen.

So schneidet man einen Mango-Igel:

Ein Stück Mango abschneiden (ca. 3-4 cm, ungechälte Mango). In das Fruchtfleisch ein Gitter einschneiden und die Mango-Schale umklappen. So stellt sich das Fruchtfleisch auf und erinnert an einen Igel.

Lunchbox-Idee 11: Gurken-Wrap-Röllchen, Gemüse, Apfel und Keks

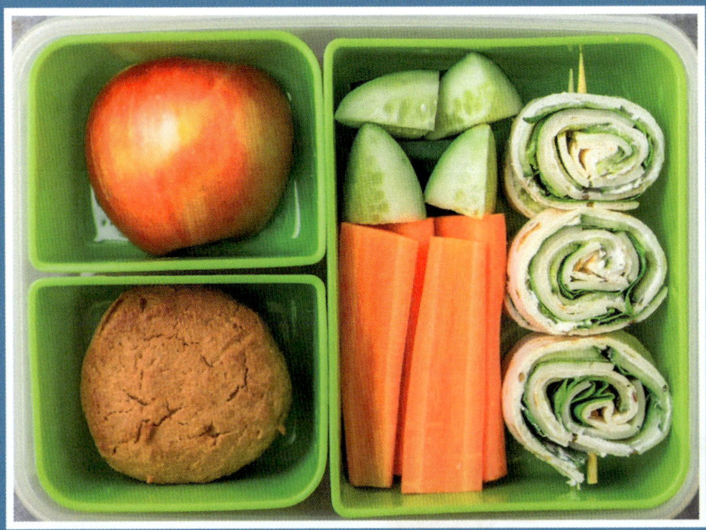

Das ist drin:

6 Gurken-Wrap-Röllchen auf 2 Spießen
1 Bananen-Keks
1/2 Karotte in Sticks geschnitten
½ Apfel
etwas gewürfelte Gurke

Gurken-Wrap-Röllchen

Zutaten für 1 Wrap:
1 Wrap (z.B. Vollkorn-Wrap)
1 EL Frischkäse
1 Hand voll frischer Spinat
1 Scheibe Käse
1/3 Gurke

Zubereitung:
1. Die Gurke längs in dünne Scheiben schneiden.
2. Den Wrap mit Frischkäse bestreichen, evtl. etwas würzen und anschließend mit Gurkenscheiben, Käse und Spinatblättern belegen.
3. Den Wrap eng aufrollen und in ca. 6 Stücke schneiden. Die kleinen Röllchen dann auf einen Holzspieß stecken.

Bananenkeks

Zutaten für ca. 10 Stück:
140 g Apfel-Bananenmark (oder eine große reife Banane zerdrücken)
40 g Erdnussmus
100 g gemahlene Haferflocken
2 EL Kokosöl
10 g Agavendicksaft

Zubereitung:
1. Den Backofen auf 200 °C Umluft vorheizen.
2. Alle Zutaten zu einem klebrigen Teig verrühren/verkneten.
3. Mit angefeuchteten Händen ca. 10 ungefähr 5 cm große Kekse formen und auf ein mit Backpapier belegtes Backblech geben.
4. Ca. 15-20 Min. backen, bis sich die Oberfläche der Kekse anfängt goldbraun zu färben.

Lunchbox-Idee 12: Belegter Vollkorntoast, Karottensticks und Feige

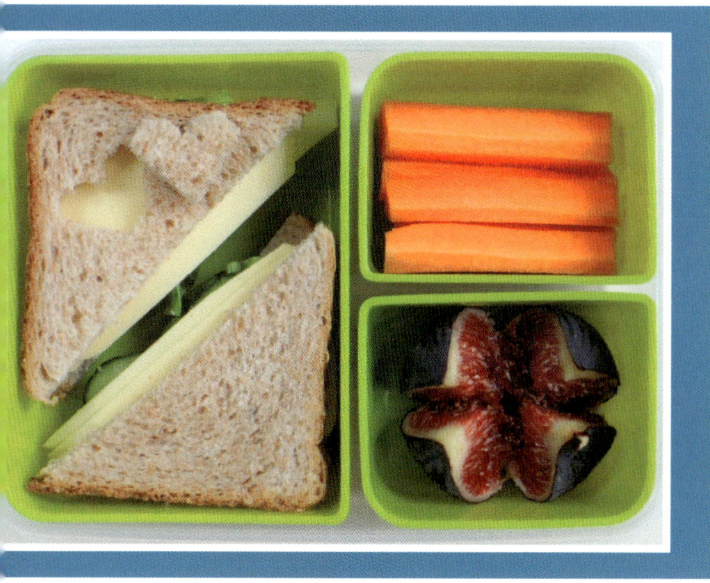

Das ist drin:

2 Scheiben Dinkel-Vollkorntoast (Butter, 2 Scheiben Käse, Salat, Gurkenscheiben)
1 große Karotte, geschält und der Länge nach geviertelt
1 Feige

Zubereitungstipps für diese Box:

1. Den belegten Toast in Dreiecke schneiden und mit Herz-Plätzchenausstecher Herzformen in den Toast stechen. Mit dunklem Vollkornbrot und Käse ist das Pausenbrot noch vollwertiger und der Farbkontrast schöner.
2. Die Feige vierteln und nicht ganz durchschneiden, wie eine Blume aufklappen.

Lunchbox-Idee 13: Pancakes-Spieße, Beeren- und Nuss-Mix

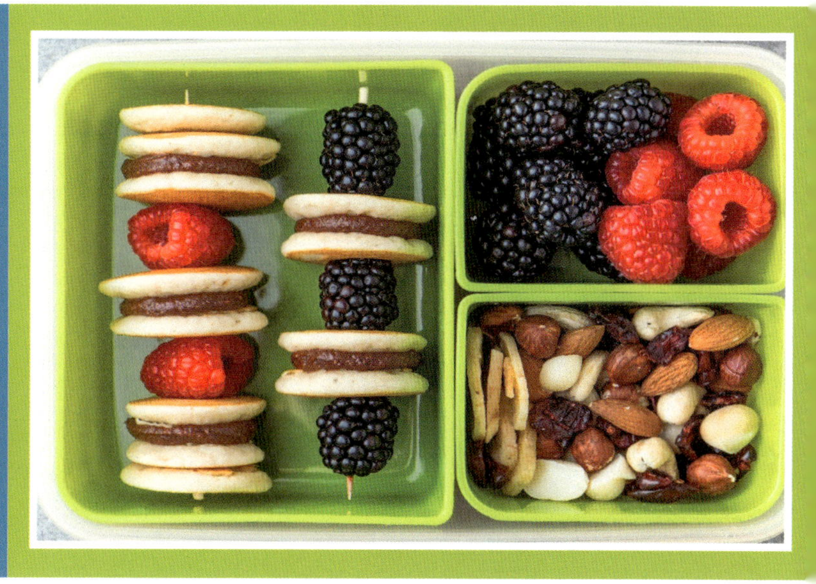

Das ist drin:

2 Pancakes-Spieße, bestrichen mit Haselnuss-Schokoladen-Creme (siehe S. 14)
Brombeeren und Himbeeren
Nussmischung aus Cashewnüssen, Mandeln, Haselnüssen, Macadamianüssen, Cranberries, Bananenchips

Pancakes-Spieße

Zutaten für 2 Spieße:

40 g reife Banane
30 g Milch
35 g Dinkelmehl
5 g Kokosöl oder Nussmus
½ TL Backpulver
½ TL Apfelessig

Zubereitung:

1. Banane, Milch, Kokosöl (bzw. Nussmus) und Essig pürieren.
2. Mehl und Backpulver erst separat vermischen und dann dazu geben.
3. Zu einem glatten Teig rühren und diesen 15 Minuten ruhen lassen.
4. Anschließend in einer beschichteten Pfanne mit wenig Öl zu kleinen (ca. 3 cm Durchmesser) Pancakes backen.
5. Je ein Mini-Pancake mit der Creme bestreichen und mit einem weiteren Pancake bedecken. Abwechselnd mit Beeren auf einen Spieß stecken.

Lunchbox-Idee 14:
Quinoa-Kidneybohnen-Salat, Trauben und Paprika

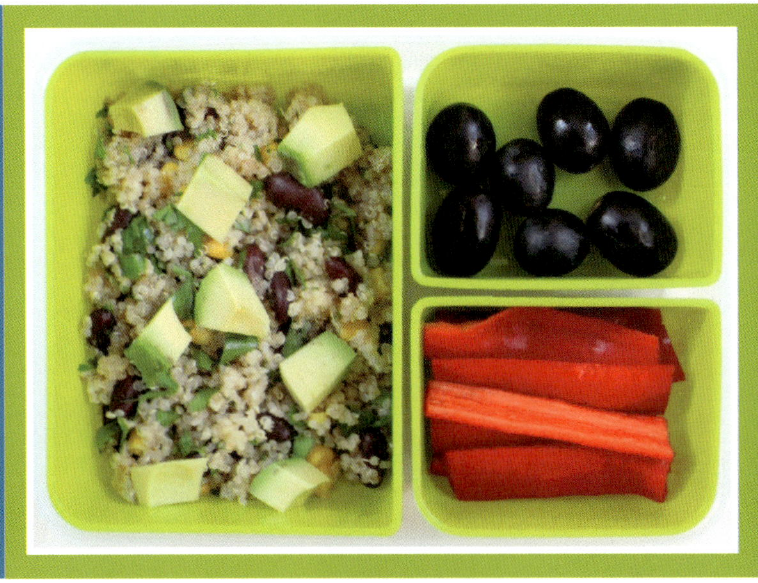

Das ist drin:

Quinoa-Kidneybohnen-Salat
kernlose dunkle Trauben
rote Paprika, in Streifen geschnitten

Quinoa-Kidneybohnen-Salat

Zutaten für 2 Portionen:

200 g Quinoa
Salz
1 Dose Kidneybohnen (250 g Abtropfgewicht)
1 kleines Bund Koriander oder Petersilie
120 g gefrorener Mais
3 EL Olivenöl
3 EL Zitronensaft
Pfeffer
1 Avocado

Zubereitung:

1. Quinoa heiß waschen und in einem Topf mit 500 ml Wasser und ¼ TL Salz zum Kochen bringen. Hitze reduzieren und etwa 15 Minuten lang köcheln lassen, bis die Quinoa die Flüssigkeit aufgenommen hat. Mit einer Gabel auflockern und in eine Schüssel füllen.
2. Kidneybohnen abgießen und mit Wasser ab spülen.
3. Koriander oder Petersilie waschen, trocken schütteln und grob hacken.
4. In einem Topf etwas Wasser zum Kochen bringen und den gefrorenen Mais darin 4 Minuten lang köcheln lassen. Kochwasser abgießen und den gekochten Mais mit den Kidneybohnen und den Kräutern zur Quinoa in die Schüssel füllen.
5. Olivenöl und Zitronensaft über den Salat träufeln, alles gut vermengen und mit Salz und Pfeffer abschmecken.
6. Avocado halbieren, den Kern entfernen, schälen und in Würfel schneiden. Zusammen mit dem Salat servieren.

Lunchbox-Idee 15: Knäckebrot, Sauerrahm-Dip, Karottennudeln und Tomaten

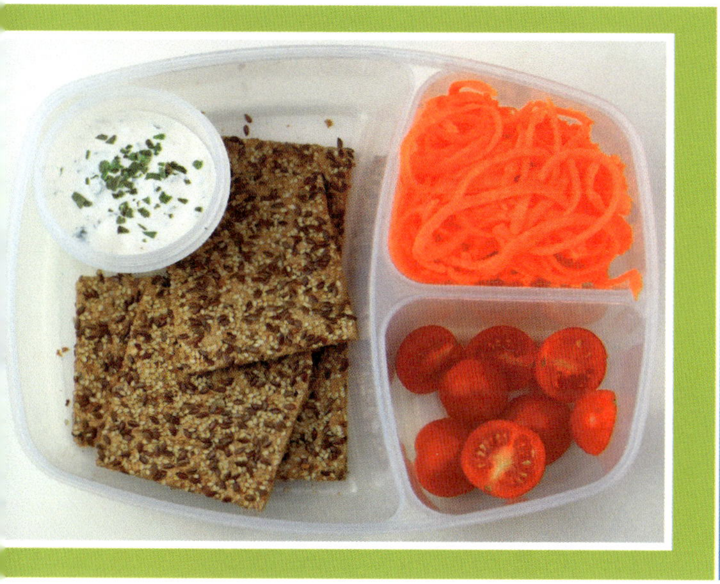

Das ist drin:

2 Scheiben Knäckebrot (jeweils halbieren)
Sauerrahm-Joghurt-Dip
1 Karotte, mit dem Spiralschneider in Karottennudeln geschnitten
Kirschtomaten halbiert

Sauerrahm-Joghurt-Dip

Zutaten für 1 Portion:

30 g Sauerrahm
25 g Naturjoghurt
Salz & Pfeffer
getrocknetes Basilikum

Zubereitung:

Sauerrahm mit Naturjoghurt vermischen, mit Salz und Pfeffer, sowie Basilikum abschmecken.

Tipp: Zucchininudeln anstatt Karottennudeln.

Lunchbox-Idee 16: Hummus, Karottensticks, Knäcke-Ecken und Apfel

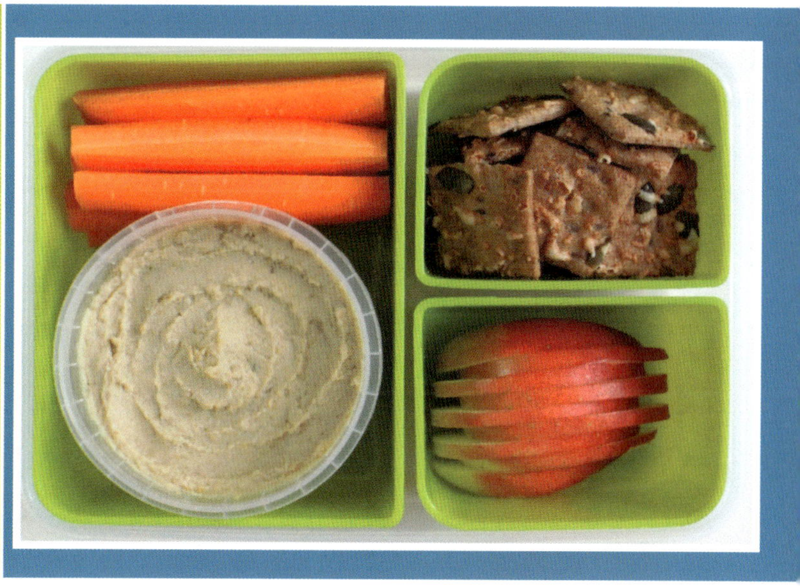

Das ist drin:

120 g selbst gemachtes Hummus
1 große Karotte, geschält und der Länge nach geviertelt
Vollkorn-Knäcke-Ecken
¼ Apfel, in Scheiben geschnitten

Hummus

Zutaten für 2-3 Portionen (als Dip):

1 Dose Kichererbsen (Abtropfgewicht 265 g)
1 kleine Zitrone
1/2 Knoblauchzehe
2 EL Tahin (Sesammus)
1 ½ TL gemahlener Kreuzkümmel
3 EL Olivenöl
3 EL Wasser
Salz

Zubereitung:

1. Kichererbsen in einem Sieb abtropfen lassen und mit kaltem Wasser gut abspülen.
2. Zitrone entsaften. Knoblauchzehe schälen und grob zerkleinern.
3. Kichererbsen zusammen mit Zitronensaft, Knoblauch, Tahin, Kreuzkümmel, Olivenöl und Wasser in einer Küchenmaschine oder einem Standmixer pürieren, bis ein cremiges Mus entsteht. Nach Bedarf noch etwas mehr Wasser hinzufügen, bis die gewünschte Sämigkeit erreicht ist.
4. Mit Salz abschmecken.

Tipps: Hummus kann im Kühlschrank 2-3 Tage aufbewahrt werden.
Die Apfelscheiben etwas verschoben einschichten (siehe Bild), das ergibt eine schöne Form. Sie können die Scheiben auch mischen, also z.B. Scheiben eines grünen Apfels bzw. der gelben Seite mit Scheiben eines roten Apfels. So bringen Sie noch etwas mehr farblichen Pep in die Lunchbox Ihres Kindes.

Lunchbox-Idee 17: Gemüsemuffin, Cherrytomaten, Beeren und Schokolade

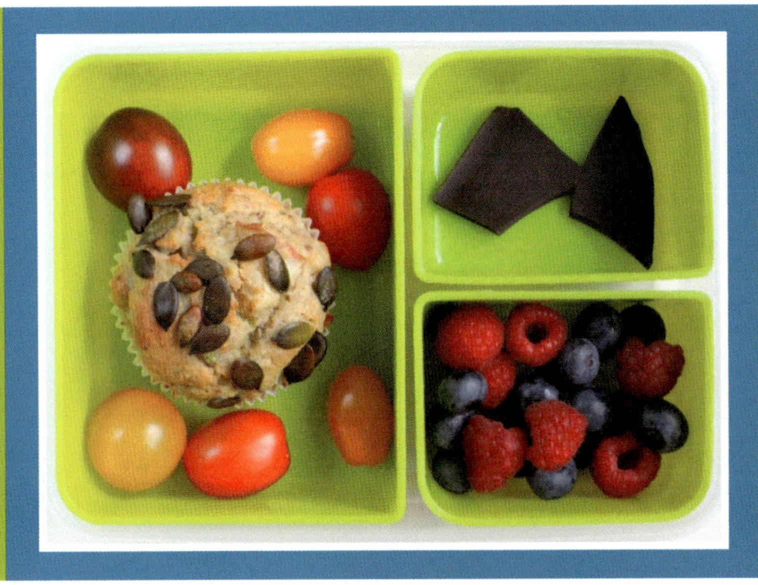

Das ist drin:

Gemüsemuffin
bunte Cherrytomaten
Himbeeren und Blaubeeren
2 kleine Stücke dunkle Schokolade

Gemüsemuffins

Zutaten für 6 Muffins:
50 g Lauch
90 g Brokkoli
1 kleine Knoblauchzehe
100 g Apfel (säuerlich, z.B. Boskoop)
1 EL Olivenöl
½ TL getrockneter Thymian
Salz und Pfeffer

40 g Haferflocken
90 g Buchweizenmehl
1 EL Maisstärke
1 TL Backpulver
Salz

2 Eier
70 g Joghurt
60 ml Olivenöl
½ EL Honig

Kürbiskerne zum Bestreuen

Zubereitung:

1. Lauch waschen, abtrocknen und in feine Scheiben schneiden. Brokkoli waschen, zerteilen und mit einem Küchentuch abtupfen.
2. Brokkoliröschen und Strunk in kleine Stücke schneiden.
3. Knoblauchzehe schälen und fein hacken.
4. Apfel waschen, abtrocknen und in 1 cm große Würfel schneiden.
5. 1 EL Olivenöl in einer Pfanne erhitzen. Lauch und Brokkoli darin etwa
6. 5 Minuten lang anbraten. Knoblauch, Thymian und Apfelstücke dazugeben und so lange mitbraten, bis der Apfel weicher wird. Mit Salz und Pfeffer abschmecken und zur Seite stellen.
7. Ofen auf 200 °C (Ober-/Unterhitze) vorheizen. Muffinform mit Papierförmchen bestücken.
8. Haferflocken in einer Küchenmaschine zu einem bröseligen Mehl zerkleinern.
9. Mit Buchweizenmehl, Maisstärke, Backpulver und ½ TL Salz in einer großen Schüssel vermengen.
10. In einer anderen Schüssel Eier, Joghurt, Olivenöl und Honig miteinander verquirlen. Zur Schüssel mit den trockenen Zutaten geben und alles miteinander vermengen. Gebratenes Gemüse und gebratenen Apfel ebenfalls vorsichtig unterheben.
11. Die Muffinmasse gleichmäßig auf die 6 Formen verteilen, mit einigen Kürbiskernen bestreuen und im Ofen etwa 20 Minuten lang backen.
12. Vor dem Herausnehmen aus den Formen etwas abkühlen lassen.

Tipp: Die Gemüsemuffins können im Kühlschrank 3-4 Tage aufbewahrt werden.

Lunchbox-Idee 18: Spiralnudeln, Erbsen, Paprika und Pfirsich

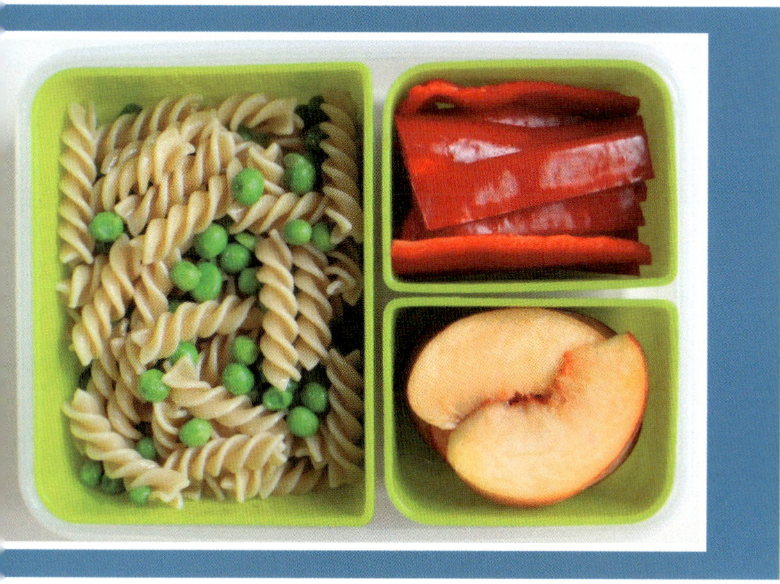

Das ist drin:

120 g gekochte Vollkorn-Spiralnudeln (z.B. Reste vom Vortag), gemischt mit 30 g gekochten Erbsen und etwas Olivenöl, gewürzt mit Salz und Pfeffer
rote Paprika, in Streifen geschnitten
Pfirsich, in Stücke geschnitten

Lunchbox-Idee 19: Rührei mit Pilzen, Cherrytomaten und Banane

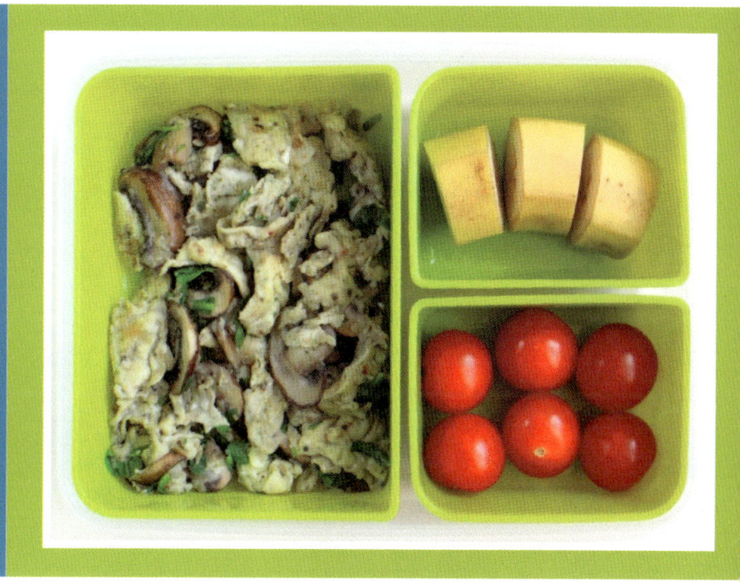

Das ist drin:

100 g Rührei mit Pilzen
Cherrytomaten
½ Banane, in Stücke geschnitten

Rührei mit Pilzen

Zutaten für 2 Portionen:
200 g Champignons
1 EL Olivenöl
6 Eier
Salz und Pfeffer
1 kleines Bund Rucola

Zubereitung:
1. Champignons putzen und in Streifen schneiden.
2. Olivenöl in einer Pfanne erhitzen. Die Champignons darin 5 Minuten lang anbraten.
3. Währenddessen die Eier in einer Schüssel mit einer Prise Salz und etwas Pfeffer verquirlen.
4. Eier-Gemisch über die gebratenen Champignons geben und ein wenig stocken lassen. Dabei das Eier-Gemisch immer wieder mit einem Pfannenwender von außen nach innen schieben.
5. Rucola waschen, trocken schütteln, grob hacken und unter das Rührei heben.

Lunchbox-Idee 20: Kartoffelspalten, Paprikadip, Babybel und Nektarine

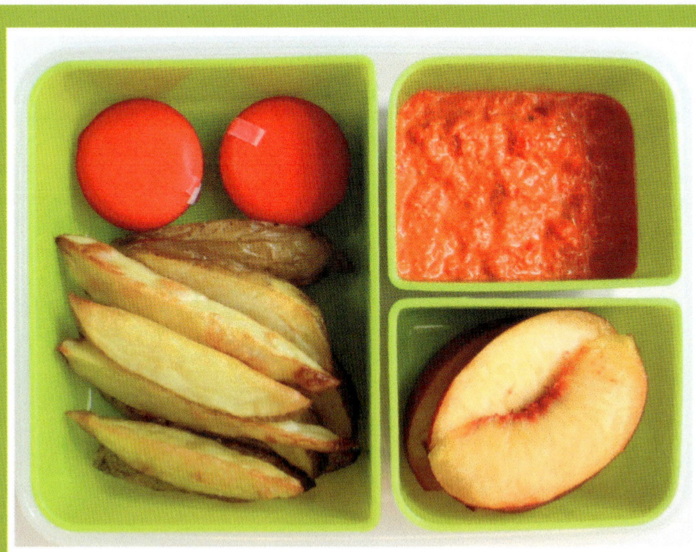

Das ist drin:

100 g Kartoffelspalten
2 EL Paprikadip
Nektarine, in Stücke geschnitten
2 Babybel (Käse)

Kartoffelspalten

Zutaten (als Beilage für 4 Personen):

800 g vorwiegend festkochende Kartoffeln
2 EL Olivenöl
Salz, Pfeffer bzw. Gewürze nach Wahl (Paprikapulver)

Zubereitung:

1. Ofen auf 190°C Umluft vorheizen.
2. Kartoffeln gründlich waschen und trocken tupfen, der Länge nach halbieren und in Spalten schneiden.
3. Auf einem mit Backpapier ausgelegten Backblech verteilen und mit Olivenöl beträufeln. Kartoffelspalten wenden, bis sie vollständig mit Öl benetzt sind.
   Salzen bzw. nach Wunsch würzen.
4. Im Ofen auf mittlerer Schiene etwa 25 Minuten lang backen, bis sie gar und goldgelb sind.

Paprikadip

Zutaten für 4 Personen:

200 g rote Paprika
½ Knoblauchzehe
1 TL Kreuzkümmel
1 TL Paprika edelsüß
80 ml Olivenöl
Salz

Zubereitung:

1. Ofen auf 190°C (Umluft) vorheizen.
2. Paprika waschen, trocken tupfen, vierteln und entkernen.
3. Auf ein mit Backpapier ausgelegtes Backblech mit der Hautseite nach oben legen und auf mittlerer Stufe etwa 15 Minuten lang rösten.
4. Paprika zum Abkühlen zur Seite stellen.
5. Knoblauchzehe schälen.
6. Haut der Paprika weitestgehend entfernen und Paprika in kleinere Stücke schneiden.
7. Paprikastücke, Knoblauch, Kreuzkümmel, Paprika edelsüß und Olivenöl in eine Küchenmaschine oder einen Mixer geben und gründlich pürieren.
8. Mit Salz abschmecken.

Tipp: Kartoffelspalten mit Paprika-Dip lassen sich prima als Abendessen zubereiten und die Reste am nächsten Tag in die Lunchbox packen.

Lunchbox-Idee 21:
Nudelsalat,
Nüsse und Trauben

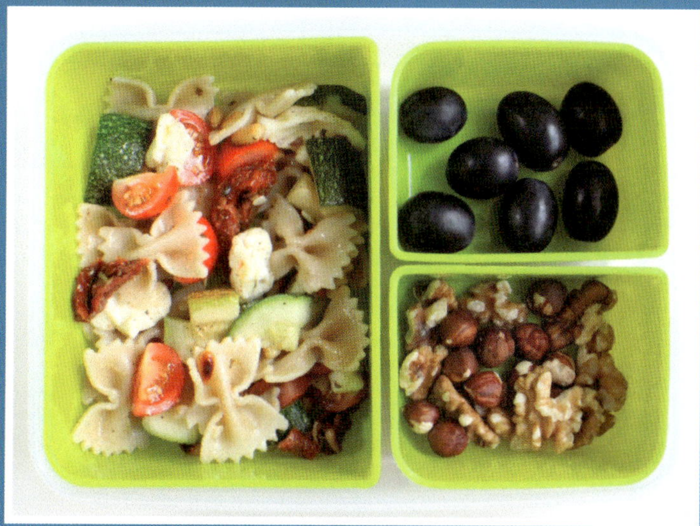

Das ist drin:

120 g mediterraner Nudelsalat
2 EL gemischte Nüsse
einige kernlose Trauben

Mediterraner Nudelsalat

Zutaten für 3-4 Personen:
500 g Vollkorn-Schleifchennudeln
1 Zucchini
7 EL Olivenöl
Salz, Pfeffer
100 g in Öl eingelegte getrocknete Tomaten
200 g Cherrytomaten
60 g Pinienkerne
2 Kugeln Mozzarella
3 EL Balsamessig
1 TL Honig
1 Bio-Zitrone

Zubereitung:
1. Schleifchennudeln bissfest garen.
2. Zucchini waschen, trocken tupfen und in kleine Würfel schneiden.
3. 1 EL Olivenöl in einer Pfanne erhitzen. Zucchiniwürfel darin andünsten, salzen und pfeffern. Zur Seite stellen und abkühlen lassen.
4. Getrocknete Tomaten in Streifen schneiden.
5. Cherrytomaten waschen, abtrocknen und vierteln.
6. Pinienkerne in einer Pfanne ohne Öl anrösten.
7. Mozzarella in kleine Würfel schneiden.
8. Alle Zutaten in einer großen Schüssel miteinander vermengen.
9. 6 EL Olivenöl, 3 EL Balsamessig und 1 TL Honig in ein verschließbares Glas füllen, kräftig schütteln und mit dem Salat vermischen.

Lunchbox-Idee 22: Tomaten-Käse-Spieße, Studentenfutter und Obst

Lunchbox-Idee 23: Mini Pancakes am Spieß, Joghurt, Obst und Apfelmus

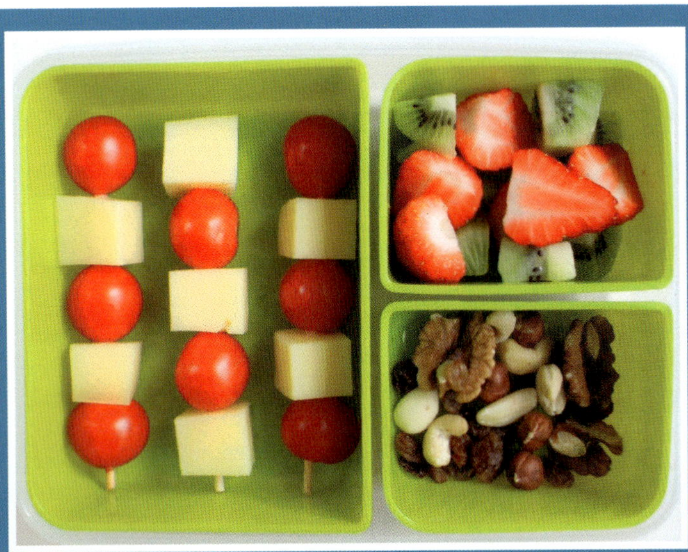

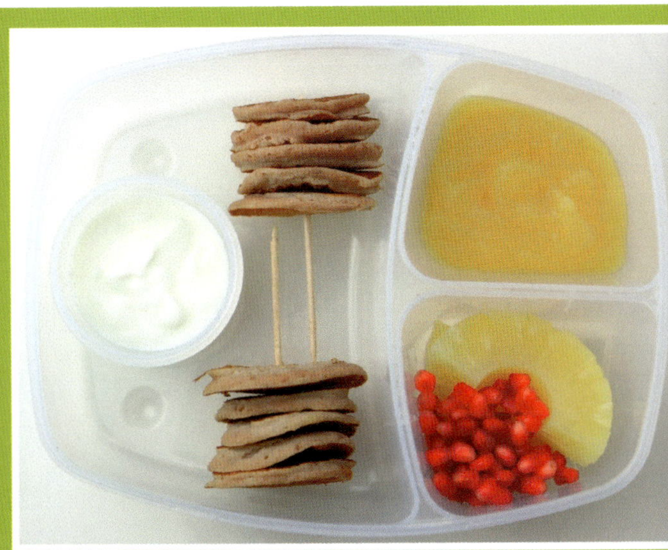

Das ist drin:

3 Tomaten-Käse-Spieße (Cherrytomaten, Käsewürfel)
2 EL Studentenfutter
1 Kiwi, 3 Erdbeeren, in Stücke geschnitten

Das ist drin:

10 Mini-Pancakes am Spieß
Naturjoghurt (50-70 g)
2 x kleine halbierte Ananasscheiben aus der Dose (natursüß, ungezuckert)
Granatapfelkerne (1 EL)
ungesüßtes Apfelmus (2 EL) bzw. weich gekochter Apfel, püriert

Mini Pancakes

Zutaten für 10 Mini-Pancakes/ 1 Portion:
1 mittelgroße reife Banane
65 ml fettarme Milch
50 g Buchweizenmehl
½ TL flüssiges Kokosöl

Zubereitung:
1. Banane schälen, mit einem Stabmixer zu Püree verarbeiten. Milch hinzufügen und nochmals kurz aufschlagen.
2. Buchweizenmehl hinzufügen und alles zu einem glatten Teig rühren.
3. Kokosöl in einer Pfanne bei mittlerer Hitze schmelzen und anschließend 10 kleine Pancakes von beiden Seiten goldbraun herausbacken.
4. Jeweils 5 Pancakes auf einem Holzspieß aufstecken.

Lunchbox-Idee 24: Wassermelonensalat, Datteln und Mandeln

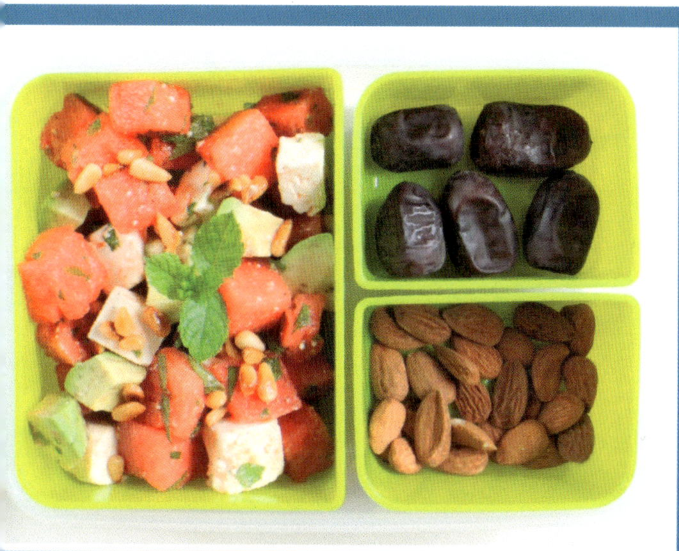

Das ist drin:

250 g Wassermelonensalat
5 kleine Datteln
2 EL Mandeln

Wassermelonensalat

Zutaten (als Beilage für 4 Personen):
700 g Wassermelone
200 g Feta
1 Avocado
2 Stängel Minze
40 g Pinienkerne
½ Limette
1 ½ EL Olivenöl
Salz, Pfeffer

Zubereitung:
1. Wassermelone und Feta in Würfel schneiden.
2. Avocado halbieren, den Kern entfernen, schälen und in Würfel schneiden.
3. Minze unter kaltem Wasser abspülen und trock-en schütteln. Die Blätter abzupfen und grob hacken.
4. Pinienkerne in einer Pfanne ohne Fett rösten.
5. In einer Schüssel Wassermelone, Feta, Avocado, Minze und Pinienkerne vermengen.
6. Limette auspressen und den Saft mit Olivenöl, Salz und Pfeffer zu einem Dressing anrühren.
7. Das Dressing über die restlichen Zutaten geben,

Lunchbox-Idee 25: Gekochtes Ei, Käsewürfel, Gemüse, Obst, Kokosnuss

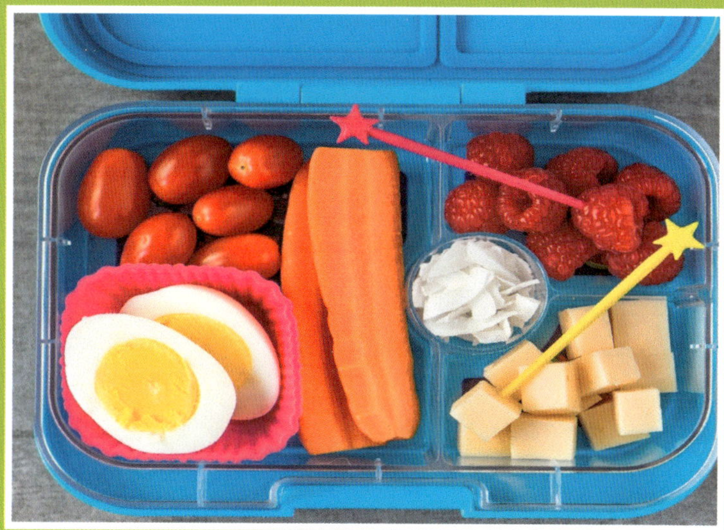

Das ist drin:

1 gekochtes Ei
½ Karotte
6 Datteltomaten
8 Himbeeren
50 g Gouda, gewürfelt
Kokosnussstreifen

Lunchbox-Idee 26: Bananenbrot und Obst

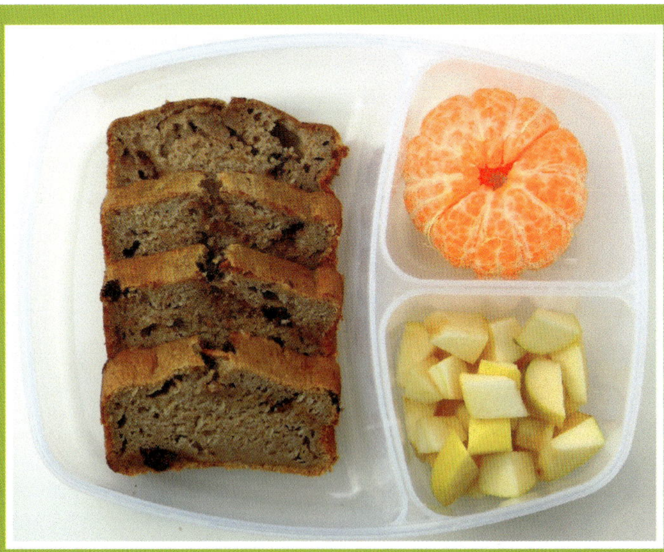

Das ist drin:

Bananenbrot
1 Mandarine
½ Apfel

Bananenbrot

Zutaten für 1 Brot / kleine Kastenform:
4 mittelgroße reife Bananen
50 ml Agavendicksaft
50 ml geschmolzenes Kokosöl
1 Ei
150 g Dinkelmehl
1 TL Backpulver
¼ TL Natron
1 TL Zimt
25 g zuckerfreie Schokoladendrops

Zubereitung:

1. Backofen auf 180 °C Ober-/Unterhitze vorheizen.
2. Währenddessen Bananen schälen und in einem Mixer zu Püree verarbeiten. Agavendicksaft, Kokosöl und Ei hinzufügen, mit einem Schneebesen verrühren.
3. Dinkelmehl, Backpulver, Natron und Zimt in einer Schüssel vermischen, unter die feuchten Zutaten rühren.
4. Schokoladendrops vorsichtig unterrühren.
5. Im Backofen für ca. 35 Minuten backen.
6. Kurz auskühlen lassen, aus der Form lösen und 4 gleichmäßige Stücke herunterschneiden.
7. Mandarine schälen, Apfel waschen und in Würfel schneiden.
8. In der Lunchbox Bananenbrotscheiben, Mandarine und Apfelstücke platzieren.

Lunchbox-Idee 27: Thunfischvollkornwraps, Karottensticks und Obst

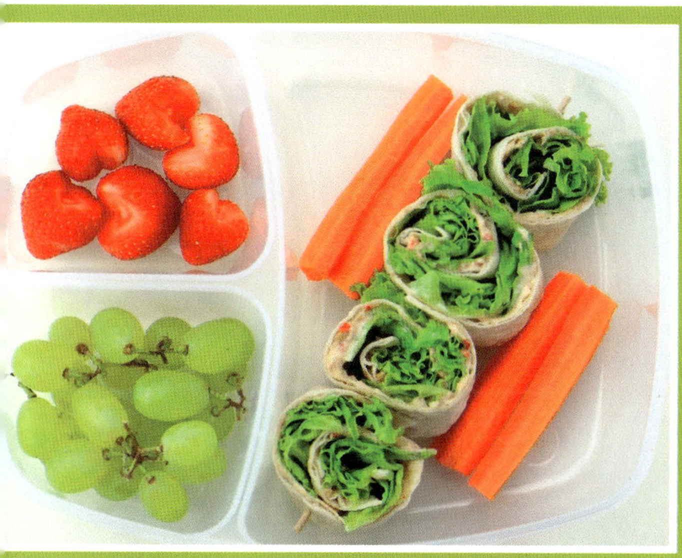

Das ist drin:

Thunfisch-Vollkornwrap
1 Karotte in Sticks geschnitten
Weintrauben
Erdbeeren in Herzform gebracht

Thunfisch-Wrap

Zutaten für einen gefüllten Wrap:
1 Wrap (z.B. Vollkorn)
60 g Thunfischaufstrich
Salatblätter

Zubereitung:
1. Vollkornwrap mit Thunfischaufstrich bestreichen.
2. Salatblätter mittig platzieren, zusammenrollen, quer in 4 gleich große Stücke schneiden.
3. Auf einen Spieß stecken.

Tipp: Die Erdbeeren waschen und den Strunk ausschneiden. Dabei kann man die Erdbeeren auch ganz leicht in Herzform bringen.

Lunchbox-Idee 28: Vollkorn-Wurstbrot-Spieße, Gurken- und Karottensticks, Tomaten und Apfel

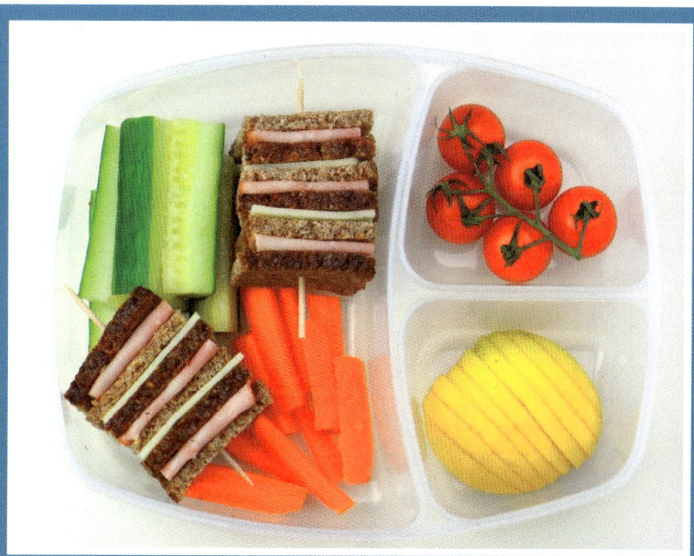

Das ist drin:

2 belegte Vollkornbrote
Gurken- und Karottensticks
½ Apfel in Scheiben
Cherrytomaten

Vollkornbrotspieße

Zutaten für 1 Portion:
2 Roggenvollkornbrote
2 Scheiben Schinken
1 Scheibe Käse

Zubereitung:
1. Jede Scheibe Vollkornbrot in jeweils 6 viereckige Stücke schneiden.
2. Die Schinkenblätter und Käsescheibe kleinschneiden und wie Schaschlik auf einem Spieß aufstecken: Brot, Schinken, Brot, Käse...

Lunchbox-Idee 29: Belegter Vollkornbagel, Obst und Cookie

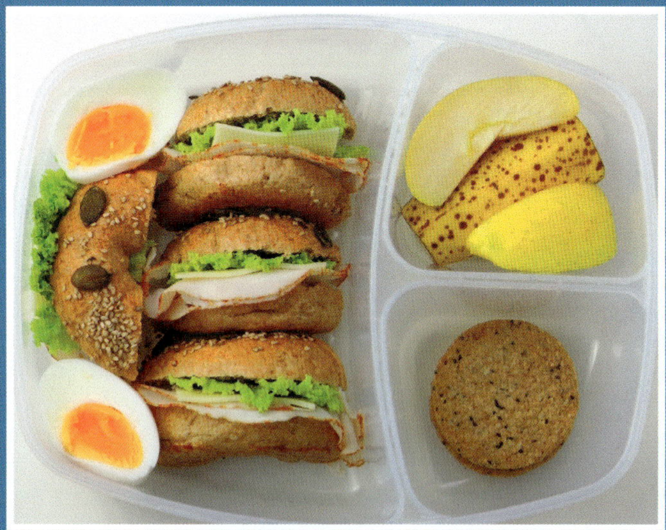

Das ist drin:

Belegte Mini-Vollkornbagels
1 hart gekochtes Ei, halbiert
¼ Apfel in Schnitzen
½ Banane mit Schale
2 Chia-Hafer-Kekse (z.B. Birkengold, ohne Zuckerzusatz)

Mini-Vollkornbagels

Zutaten für 5 Mini-Vollkornbagels (2-3 Portionen):

200 g Dinkelvollkornmehl
7 g Trockenhefe
110 ml lauwarme Milch
1 TL Kokosblütenzucker
2 EL Olivenöl
1 Eidotter
1 Eiklar
10 g Kürbiskerne
5 g Sesam

Belag nach Wahl (pro Stück) z.B:

Truthahnschinken, Käse, Salatblätter

Zubereitung:

1. Dinkelvollkornmehl mit Trockenhefe in einer großen Schüssel mischen.
2. Milch, Kokosblütenzucker, Olivenöl und Eidotter mixen, unter die Mehlmasse rühren.
3. Zugedeckt an einem warmen Ort für ca. 20 Minuten gehen lassen.
4. Hat der Teig seine doppelte Größe erreicht, nochmals kräftig durchkneten.
5. Backofen auf 200 °C Ober- und Unterhitze vorheizen.
6. In einem großen Topf Salzwasser zum Kochen bringen.
7. Teig in 5 gleich große Stücke teilen und Kugeln formen. Mit einem Holzkochlöffel mittig der Kugel ein Loch bohren.
8. Bagels beidseitig für jeweils eine Minute im siedenden Wasser köcheln, herausschöpfen, mit Eiklar bestreichen und Kürbiskernen, sowie Sesam bestreuen.
9. Im Backofen für ca. 20 Minuten backen, aus kühlen lassen.
10. Zwei Bagels der Länge nach durchschneiden, mit Salat, Truthahnschinken und Käse bzw. Belag nach Wunsch belegen, nochmals halbieren.

Lunchbox-Idee 30:
Heidelbeer-Bananen Muffins, Gurken-Karotten-Sticks, Beeren und Banane

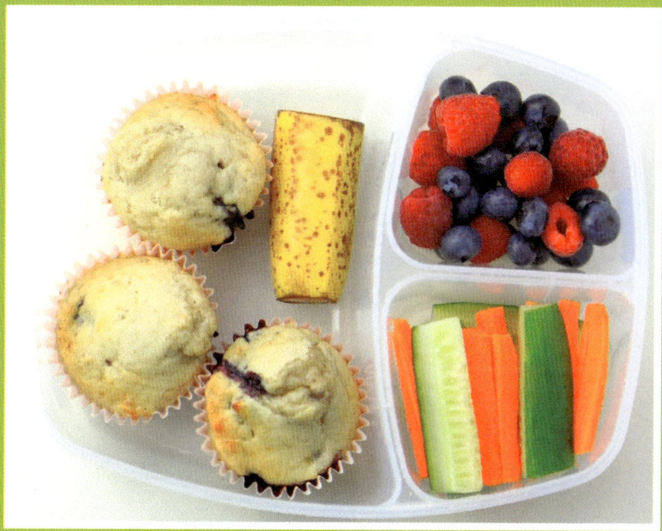

Das ist drin:

3 Mini-Heidelbeer-Muffins
½ Banane mit Schale
Heidelbeeren, Himbeeren gemischt
1 Karotte und 1 Stück Gurken in Sticks geschnitten

Mini-Heidelbeer-Muffins

Zutaten für 3 Mini-Muffins:

1 mittelgroße reife Banane
20 g ungesüßtes Apfelmus
20 ml fettarme Milch
10 ml Agavendicksaft
15 g geschmolzenes Kokosöl
60 g Dinkelmehl
½ TL Backpulver
¼ TL Natron
½ TL Zimt
45 g Heidelbeeren

Zubereitung:

1. Backofen auf 180 °C Umluft vorheizen.
2. Banane schälen und mit einem Stabmixer zu Püree verarbeiten.
3. Apfelmus, Milch, Agavendicksaft und Kokosöl hinzufügen, vermischen.
4. Dinkelmehl, Backpulver, Natron, sowie Zimt mischen. Unter die feuchten Zutaten rühren.
5. Vorsichtig Heidelbeeren untermischen.
6. Muffins im Backofen für ca. 15-20 Minuten goldbraun backen.

Tipp: Die Menge verdoppeln oder dementsprechend anpassen und mehrere Muffins backen. Lassen sich auch sehr gut einfrieren. Über Nacht in den Kühlschrank legen und am nächsten Morgen in die Lunchbox packen.

Lunchbox-Idee 31: Wurst- und Käseformen, Karotten- und Bananenstücke, Weintrauben und Studentenfutter

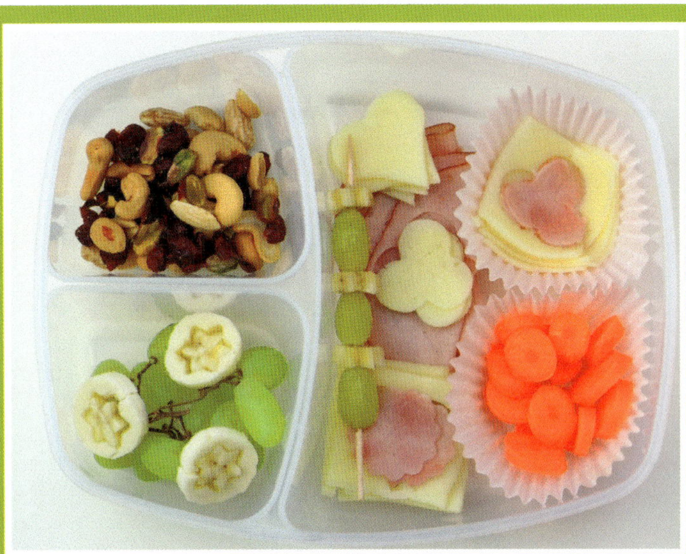

Das ist drin:

2 Scheiben Schinken
2 Scheiben Käse
½ Karotte in Scheiben geschnitten
1-2 EL Studentenfutter
helle, kernlose Weintrauben
1 Stück Banane

Umsetzung Wurst- und Käseformen, Weintraubenspieße

Zubereitung:

1. Putenschinken und Käse mit Wunschformen ausstechen (Blumen, Sterne etc.).
2. Banane schälen, Scheiben aufschneiden und Sterne ausstechen.
3. Weintrauben waschen, zum Teil mit den ausgestochenen Bananensternen auf einem Spieß aufstecken.

Tipp: Um kleine Portionen an Gemüse etc. innerhalb eines größeren Fachs in einer Lunchbox getrennt einzufügen, kann man Muffinförmchen aus Papier oder Silikon verwenden.

Lunchbox-Idee 32: Süße Waffelecken, Joghurt, Mandeln, Apfelscheiben und Erdbeeren

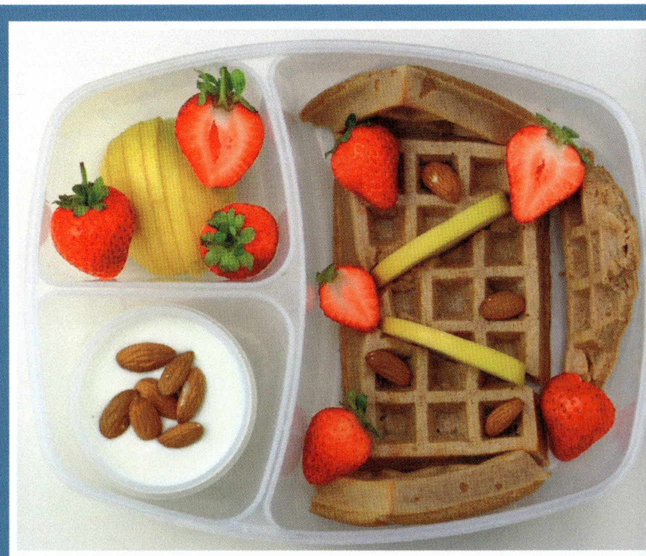

Das ist drin:

Süße Waffeln
Naturjoghurt (ca. 120 g)
Mandeln
½ Apfel in Scheiben
Erdbeeren

Süße Waffeln

Zutaten für 1 Portion:

1 Ei
120 ml Buttermilch
5 ml flüssiges Kokosöl
1 TL (5g) Kokosblütenzucker oder Süßungsmittel nach Wahl
40 g Dinkelvollkornmehl
½ TL Backpulver
1 TL Zimt

Zubereitung:

1. Backofen auf 180 °C Umluft vorheizen.
2. Ei in einer Schüssel verquirlen. Buttermilch, Kokosöl, Kokosblütenzucker unterrühren.
3. Dinkelvollkornmehl, Backpulver und Zimt in einer separaten Schüssel vermischen, zu den feuchten Zutaten hinzufügen und mixen.
4. Teig in eine Waffel-Silikonform füllen und im Backofen für ca. 10-15 Min. backen.
5. Waffeln jeweils dritteln und mit Apfelscheiben, Erdbeeren und Mandeln einfüllen.

Lunchbox-Idee 33: Mozzarella-Wrap, Mandarine, Apfelstücke, Gurkensticks und Tomaten

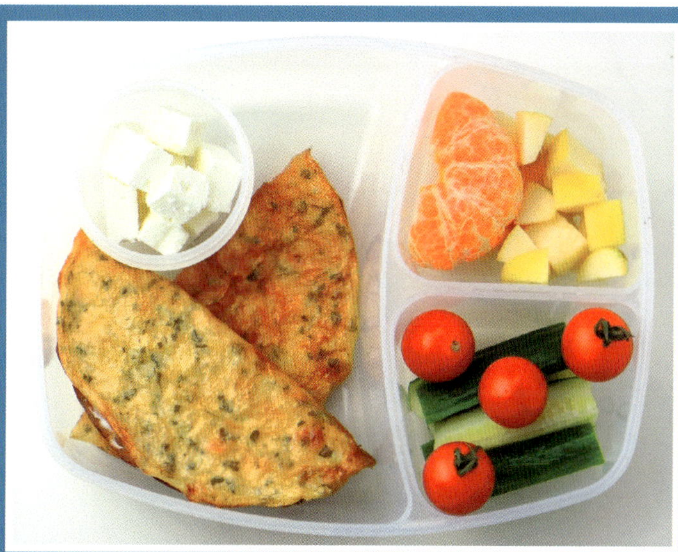

Das ist drin:

2 Mozzarella-Wraps
Schafskäse (ca. 50 g) gewürfelt
Gurkensticks und Cherrytomaten
½ Mandarine und Apfelstücke

Mozzarella-Wraps

Zutaten für 2 Wraps:
70 g Magerquark
30 g geriebener Mozzarella
1 Ei
Salz & Pfeffer
getrockneter Basilikum & Oregano
20 g Frischkäse

Zubereitung:
1. Backofen auf 180 °C Umluft vorheizen.
2. Magerquark, Mozzarella und Ei in einer Schüssel vermischen.
3. Mit Salz & Pfeffer, Basilikum und Oregano abschmecken.
4. Auf einem mit Backpapier ausgelegtem Backblech zwei „Kleckse" weit genug voneinander entfernt platzieren. Diese mit Hilfe eines Löffels zu dünnen Wraps ausstreichen.
5. Im Backofen für ca. 15 Minuten backen, kurz auskühlen lassen.
6. Wraps mit jeweils 10 g Frischkäse bestreichen und zusammenklappen.

Tipps: Die Wraps kann man nach Belieben belegen z.B. mit Wurst, Käsescheiben, Salatblatt etc. Über die Apfelstücke 1 TL Zitronensaft geben und durchmischen, damit sie nicht braun werden.

Lunchbox-Idee 34:
Pizzawaffeln und Beeren

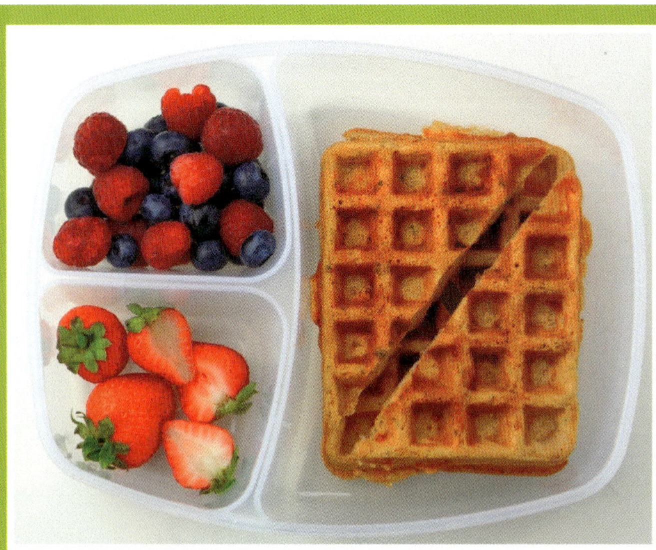

Das ist drin:

3 kleine Pizzawaffeln
Himbeeren, Heidelbeeren gemischt
Erdbeeren

Pizzawaffeln

Zutaten für 3 Stück:
60 g zimmerwarme Butter
2 Eier
60 g Dinkelvollkornmehl
½ TL Backpulver
125 ml lauwarmes Wasser
1 Knoblauchzehe (optional)
½ EL scharf-süßer Senf
2 EL Tomatenmark
4 Scheiben Putenschinken
1 Scheibe Käse
Salz & Pfeffer
Oregano
Backspray/Öl zum Einfetten des Waffeleisens

Zubereitung:
1. Butter mit Eiern schaumig schlagen.
2. Dinkelvollkornmehl mit Backpulver vermischen, abwechselnd mit lauwarmen Wasser unter die Buttermasse rühren.
3. Knoblauch schälen, fein hacken (falls Knoblauch verwendet wird). Zusammen mit dem Senf und Tomatenmark unter den Teig mischen.
4. Putenschinken, sowie Käse in Streifen schneiden, ebenso vorsichtig unterrühren.
5. Mit Salz & Pfeffer, sowie Oregano abschmecken.
6. Waffeleisen mit Backspray einsprühen, 3 Waffeln goldbraun darin herausbacken.

Tipp: Mengen anpassen und gleich mehrere Waffeln im Voraus backen. Lassen sich 2-3 Tage im Kühlschrank aufbewahren bzw. auch gut einfrieren. Schmeckt auch lecker zu Salaten.

15322069R00020

Printed in Germany
by Amazon
Distribution